方药量效关系

名医汇讲

■ 国家『973计划』项目

以量-效关系为主的经典名方相关基础研究

课题成果

主 编　仝小林

编 委　徐立鹏　王 松　朱葛馨

赵天宇　于晓彤　郭 宇

崔亚珊　陈弘东　郭 敬

曹 洋　叶 茹

U0391623

人民卫生出版社

图书在版编目（CIP）数据

方药量效关系名医汇讲/仝小林主编 . —北京：
人民卫生出版社，2014
ISBN 978-7-117-19706-9

Ⅰ.①方… Ⅱ.①仝… Ⅲ.①中草药–用药法
Ⅳ.①R28

中国版本图书馆 CIP 数据核字（2014）第 233506 号

人卫智网	www.ipmph.com	医学教育、学术、考试、健康，
		购书智慧智能综合服务平台
人卫官网	www.pmph.com	人卫官方资讯发布平台

方药量效关系名医汇讲

主　　编：仝小林
出版发行：人民卫生出版社（中继线 010-59780011）
地　　址：北京市朝阳区潘家园南里 19 号
邮　　编：100021
E - mail：pmph @ pmph. com
购书热线：010-59787592　010-59787584　010-65264830
印　　刷：北京盛通印刷股份有限公司
经　　销：新华书店
开　　本：710×1000　1/16　　印张：7　　插页：4
字　　数：118 千字
版　　次：2014 年 11 月第 1 版　　2025 年 1 月第 1 版第 9 次印刷
标准书号：ISBN 978-7-117-19706-9
定　　价：28.00 元
打击盗版举报电话：010-59787491　E-mail：WQ @ pmph. com
质量问题联系电话：010-59787234　E-mail：zhiliang @ pmph. com

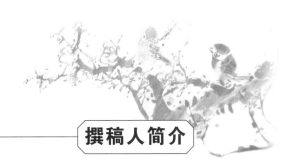

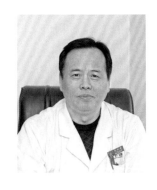

仝小林，中国中医科学院首席研究员、主任医师、博士研究生导师，中国中医科学院广安医院副院长，国家中医临床研究基地糖尿病研究联盟主任委员，中华中医药学会糖尿病分会名誉主任委员，国家中医药管理局重点学科学科带头人，中华中医药学会方药量效研究分会主任委员，国家药典委员会委员，荣获国家科技进步二等奖（系第一完成人）2项。承担国家973重大基础研究项目，任首席科学家。

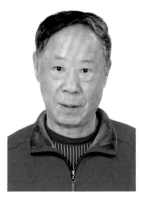

张炳厚，北京中医医院主任医师、博士生导师，中国中医科学院中医药传承博士后合作导师，国家中医药继承工作第二、三、四批指导老师。先后担任首都医科大学附属北京中医医院肾病科、国家中医药管理局肾病重点专科学术带头人，北京市中医药管理局局长、北京中医药学会会长。从医50年，尤擅长治疗痛证、肾脏病及各种疑难杂症，被誉为"治痛名家"。

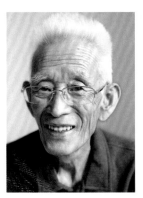

李可（1930—2013），致力于中医临床与研究46年，崇尚仲景学说。擅长熔寒温于一炉以重剂救治重危急症，对各科疑难杂症有独到的救治经验，是山西中医界独具特色的临床家之一。其著作《李可老中医急危重症疑难病经验专辑》成为现代中医急危重症治疗的重要经验来源。

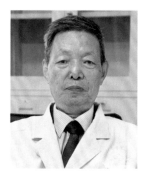

李发枝,河南中医学院教授,河南省中医药防治艾滋病专家组组长。河南省专业技术学科带头人,从事中医的临床、科研工作,擅长运用中医药治疗疑难疾患。1996 年即在河南上蔡从事中医药治疗艾滋病的临床工作,是最早进入中医药治疗艾滋病领域的专家之一,系益艾康胶囊课题组主要成员。曾获河南省科技进步奖 2 项。目前主持国家(科技部)重点科技攻关课题一项,承担国家(科技部、卫生部)专项攻关课题一项。

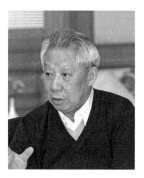

汪承柏,中国人民解放军 302 医院主任医师、教授,著名肝病专家,国家首批老中医专家学术经验继承工作指导老师。1956 年毕业于大连医学院,从事临床工作 50 多年,具有丰富的中西医结合治疗肝炎的临床经验,首倡"凉血活血重用赤芍"治疗重型淤胆型肝炎,在国内享有盛名。先后获得军队科技进步二等奖 2 项,三等奖 7 项。

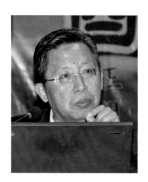

黄煌,南京中医药大学基础医学院教授、主任医师、博士研究生生导师。上世纪 80 年代主要从事中医学术流派的教学与研究工作,90 年代以后以经方医学流派的研究为主攻方向,其中尤以经方的方证与药证为研究重点。现致力于经方的普及推广工作,主持公益性经方学术网站"经方医学论坛"(http://www.hhjfsl.com/)。代表性著作有《中医十大类方》《张仲景 50 味药证》《经方的魅力》等。

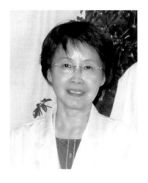

李赛美,广州中医药大学教授、主任医师、博士生导师,伤寒论教研室主任,第一临床医学院经典临床研究所所长。中华中医药学会仲景学说专业委员会副主任委员、方药量效研究分会副主任委员,广东省中医药学会仲景学说专业委员会主任委员。国家重点学科(中医临床基础)学术带头人,国家中医药管理局重点学科(伤寒论)学科带头人,国家精品课程、国家精品资源共享课程"伤寒论"负责人,国家级教学团队"中医临床基础"核心成员。曾获"全国模范教师"、"全国教育系统巾帼建功标兵"、"全国首届杰出女中医师"等荣誉称号。

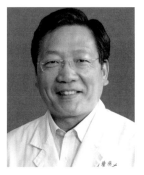

傅延龄,北京中医药大学教授、博士研究生导师,继续教育学院院长。兼任中华中医药学会方药量效研究分会副主任委员、中华中医药学会对外交流与合作分会副主任委员等职,为我国著名中医学家刘渡舟先生的学术继承人。长期致力于方药量效研究,在文献理论研究方面卓有建树,明确经方本原剂量,提出临床方药用量流、用量流大坝、用量流域等学说和观点。

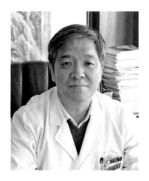

马融,教授、主任医师、博士生导师,天津中医药大学第一附属医院院长。兼任国务院学位委员会第六届学科评议组成员、中华中医药学会儿科分会主任委员、中华中医药学会量效关系研究分会副主任委员、世界中医药学会联合会儿科专业委员会副会长、世界中医药学会联合会中药上市后再评价专业委员会副会长、全国中医药高等教育学会儿科教学研究会副理事长、国家药典委员会委员。为卫生部突出贡献中青年专家,国务院政府特殊津贴专家,天津市教学名师,天津市名中医。

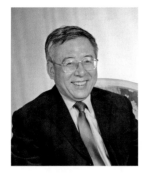

姜良铎,北京中医药大学附属东直门医院教授、主任医师、博士研究生导师。硕士毕业于陕西中医学院,师从国医大师张学文教授;博士毕业于北京中医药大学,师从中国工程院院士董建华教授。自1968年开始行医,从医四十余年,在呼吸热病、肝病、老年病及内科疑难病症的诊疗方面有丰富的经验且疗效突出,素以解决疑难病症著称。曾获"全国卫生系统先进个人""首都健康卫士"称号。

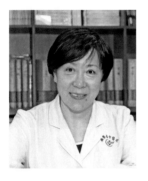

池晓玲,广东省中医院肝病科主任,主任医师、教授,博士生导师,广东省名中医,国家"十一五"、"十二五"中医重点肝病专科学术带头人及项目负责人,国家中医肝病重点专科协作组组长,兼任中华中医药学会方药量效研究分会副主任委员,世界中医药学会联合会肝病专业委员会常务理事,中国医师协会中西医结合医师分会肝病专业委员会副主任委员,广东省保健协会首席专家顾问。从事中医临床医疗工作30余年,积累了丰富的临床医疗实践经验。

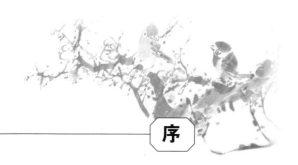

序

　　理法方药,是贯穿中医临床实践的关键要素。在理法方药确定以后,用量既是保证临床疗效的点睛之笔,也是医生成熟度和水平的标志。就像烹调时加盐,过咸过淡都将使美味毁于一旦。而有的人口味偏咸,有些人口味偏淡,若不能准确把握其喜恶,美味也将功亏一篑。所以,在用量上既能把握共性,又能把握个性者方为高手。

　　方药量效关系研究自 2009 年香山会议以后召开了多次国际性和全国性大会,汇集了众多全国在方药量效研究方面知名专家、教授、学者的演讲精华。名医演讲者们结合自己的经典案例,把几十年临床用量的宝贵经验倾囊相授,使聆听者从中领略到了纯熟的"兵法"和大家的风采。为了给更多方药量效临床研究者提供进一步的学习和研究参考,继承和发扬名医的量效心悟与经验,我们对上述演讲的讲稿加以整理,汇编成册,名曰《方药量效关系名医汇讲》。

　　在本书行将付梓之际,我们要特别感谢汇讲的名医们,特别是已故山西名老中医李可先生,是他们给我们带来了精彩纷呈。特别感谢人民卫生出版社的编辑,是他们付出了艰辛的劳动。我们还要感谢 973"以量-效关系为主的经典名方相关基础研究"项目组的全体研究者,是他们为开拓方药量效关系研究这一片蔚蓝色的海洋,付出了巨大的努力。

仝小林

2014 年 9 月 18 日写于知行斋

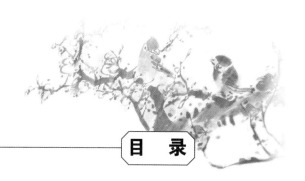

目　录

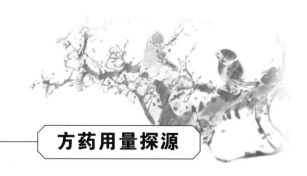

方药用量探源

● 中药方药临床用量的历代变化 ●

傅延龄

我的报告将从不同历史时期方药临床用量的特点、基于关于方药用量临床变化的一些思考两个部分进行汇报。

方药用量临床特点主要分为 4 个历史时期:汉唐时期、宋金元时期、明清民国时期、现当代时期。虽然方药临床用量历史时期的划分与政权的变更有一定关联,但主要还是按方药临床用量的特点来进行归分。

第一,汉唐时期的方药临床用量特点。

经方有广义、狭义之分。狭义的经方是指的是张仲景的方剂。众所周知,经方剂量是千古之谜,其实本身它不是一个谜,只是古人的剂量比现代人大太多,我们不愿意接受它是一两等于 13.8 克,或者 15.6 克的事实。我们希望寻找更小的更接近现代用药的剂量。因此,宋代至今,诸多医家对经方剂量单位的量值,尤其是对重量的量值,也就是 1 斤、1 两的量值在进行考证。考证的结果可达有 20 多种。例如,东汉时期,1 两被认为相当于 1.0 克、1.2 克、1.6 克不同的偏小剂量,也有认为相当于 15.39 克、15.6 克、16.875 克的大剂量等不同结论。因此,我们需要对经方量关系研究进行再考证。

张仲景是东汉的一个医家,他曾经为长沙太守,张仲景的著作里面他所用的剂量单位,度量衡单位,包括长度单位和容量单位,都是用的官制,即政府颁布的标准,因此,重量单位也应为国家颁布的标准。我们众多专家将文献重新梳理后,得出的结果是一致的。张仲景时期东汉以前的这个度量衡的重量,是根据文献和文物在进行实测后得出来的 15.6 克,或者 13.8 克、13.9 克。我们想用一个反推的方法,什么叫反推的方法呢?就是到了唐代以后,保留到现代的文物更多了,文献也更加丰富,更加可靠了。唐代已经说明了,一直到宋代都有文献证明,东汉时期的 1 两和宋代的一样,但唐代的 1 两变成了 3 两,也就是说唐代有一个大两大斤,大两大斤是张仲景时代斤两的 3 倍。因此我们用这样的方法,就是反推过去,我们就能够看得出来,唐代的 1 斤 660 克除 3 就是 220 克。我觉得用这样一个反推的方法也是很可靠的,所以用 200 克作为东汉时期的 1 斤的量值应该说是更加准确一些。所以我们确定它是东汉时期的 1 斤是等于 200 克,那么 1 两等于是 13.8 克。

《伤寒》、《金匮》两书不计重复一共有 269 首方子、214 味药,其中主要的剂量单位还是斤和两。斤和两的用量总次数达 884 次,83.1% 的药味用量是为 1 两到 4 两间。如果按照 1 两等于 13.8 克,张仲景的处方里面的 83% 的药物的用量都是在 13.8 克到 55.2 克之间。

张仲景的药物用量有一个基本的特点,常用 1 两、2 两、3 两、4 两,也用 5 两、6 两,还有 8 两,但 9 两、10 两从来不用,然后就一直到会用 1 斤。

在我们的研究项目中,我们选择了 10 味代表性药物,并对相关文献进行了统计,例如对《伤寒杂病论》张仲景的用药频次、最大量、最小量、平均用量进行统计,其结果一目了然。

以葛根为例,其最大量用量为 110.4 克,最小量是 41.4 克,平均用量是 63 克,最常用的量是 55.2 克。另选《外台秘要》中常用的 50 种药物为代表,探索《外台秘要》中药物用量的规律。我们对 50 味药物最大用量、最小量、平均剂量、最常用剂量以及常用剂量范围进行统计分析。最常用剂量是药物使用频次最高的量,常用剂量范围取 25% 到 75% 这个范围内里面的用量。最终得出的结论为:《外台秘要》药物的用量特点跟张仲景《伤寒论》和《金匮要略》的药物的用量特点是基本一致的。我们把统计的来自《伤寒杂病论》中的常用 10 味药在《外台秘要》的使用情况进行统计,可以看出《外台秘要》里面一个用药特点即:较大的常用剂量,较宽的剂量范围。

对汉唐时期的药物用量情况可总结为:

1. 汉唐时期方药重量剂量单位主要是用的是两,量值是 13.8 克,说明这个量值在汉唐时期维持了 700 年无变化。

2. 魏晋隋唐时期的方药用量范围与张仲景的是基本相同的,绝大多数药物用量也是在 1 两到 4 两之间。从明清到民国到当代,如果我们用传统的剂量单位来讲的话,中医的用量也是 2~5 钱的用量会比较集中,这实际上是对传统的一个继承。

3. 汉唐时期方药临床用量范围是比较宽泛的。在对 50 种药物进行分析时可见,最大用药量和最小用药量可相差 8 到 10 倍,甚至有的是在 30 倍以上。

4. 宋代以后煮散开始成为主流的剂型。文献研究显示,煮散并非是宋代的创造,而是一个古老的、在宋代发挥到极致的一个剂型,即宋代风行的煮散在汉唐时期其实早有应用了。通过文献研究,煮散盛行的主要原因是,宋代战乱不断,交通不便,药材极为短缺。人们就会考虑如何节省药材。第二是政府的推行。全国风行,剂量就会有所下降。第三是医家认为人的体质对药物的耐受性不同,用药的安全性受到重视,用药更加谨慎。第四是医药分家。古代的医家都是自采药,熟于药性。医药分家后,医家疏于药性,不敢妄自遣药,对待用量会更加谨慎。第五是宋金元时期方药的药味数增加,单味药物的用量则下降了。

第二,接下来我们探讨一下宋金元时期方药临床用药特点。

宋金元时期有很特别的剂量特点。中医临床方药用量出现最大的变化就是在宋金元时期。该时期的文献支持宋金元时期临床使用的剂型变为煮散为主,从总体上看单味药物的平均用量与汉唐时期相比是大幅下降了,仅仅为汉唐时期的1/3到1/9,甚至更小。以《太平惠民和剂局方》的麻黄汤为例,麻黄3两,桂枝2两,甘草1两,杏仁70枚。与《伤寒论》中张仲景原著的剂量一样,但每次服用3钱,换算后仅为12克。可以看出,药物的用量、药物的比例,与《伤寒论》是完全一致的,但是每服量仅为《伤寒论》的三分之一。再者,《太平惠民和剂局方》记载的小青龙汤有8味药物,同样与张仲景的剂量完全一致。但是同样也是每服仅仅3钱,也就是说每次小青龙汤仅仅服12克。可以看出,在这种情况下我们采取整数四舍五入的话,那么宋代在服小青龙汤时候,每次的服量仅仅有张仲景用量1/8到1/9,这已经完全降了下来。

经过对文献的仔细研究,会发现其实宋代的剂量并非是陡然下降,或者说并非是全部的大幅度下降。虽然煮散风行,但是现实中仍然存在的另外一种情况,重病并非用煮散。即当时医家治病遣药遇重症时,应依仲景之量。张仲景的1两仅仅是宋代1/3两,也就说宋代的1两是张仲景的3倍。文献研究显示,宋代诸多著名医家并非都是使用煮散,在张仲景时代的大剂量的应用仍然延续,只是由于宋代的文献在现代很少,导致我们片面地认为宋代的整个剂量是全部下降。其实,宋代还延续了唐代使用大剂量的特点,这一点非常重要。

宋金元四大家的临床药物用量可以归纳为两点:

1. 药物平均用量较汉唐时期有大幅度下降。

2. 药物最常用剂量较汉唐时期也有大幅度下降。

　　用量范围是我们特别要关注的一个问题。现代中医,《药典》和《中药学》里的用量范围都变窄了,这是宋金元以后形成的一个局面。当然我们也看到有些医家在使用某些药物时,最大用量实际上比张仲景的用量还要大,这也是值得注意的。比如,通过对部分中药在宋金元时期用量与张仲景常用剂量的一个比较,我们可以看出,宋金元时期用芍药,用量约为 4 克,而张仲景用芍药则用了 14 克。曾经,我在看李东垣的书的时候,发现他用量之小难以接受。我常常说,我们现在在思考这个方药临床用量变化时,一定要考虑这样一个问题:如果我们要回归到张仲景大剂量的时期,那对自宋金元至今一千年来的临床用量该做如何评价? 如果我们认为张仲景的剂量——大剂量——是个好剂量的话,那么宋金元以来的这个小剂量我们如何评价?

　　以李东垣的补中益气汤为例,按照张仲景的剂量进行折算,大概总量会到 210 克,总方剂量为李东垣的 20 倍。即使用现在医生常用的剂量进行折算,比如 9 克或者 10 克,那总量达到 70 到 90 克,这个同样也是李东垣用量的 9 倍。

　　反观明清民国时期临床方药用量,传统汤剂应用已经逐渐回归。宋金元时期是大量的散剂,明清的时候煮散代汤较多,但是毕竟人们还是要回想起汤剂的应用。为什么在明清的时期要回归汤剂,或者散剂的应用出现了什么问题?

　　第三,与汉唐相比,明清时期方药临床用量具有如下的几个特点。

　　1. 总体平均用量还是比较小,仅仅相当于汉唐时期平均用量 1/5 到 1/4。大多数的药物采用剂量范围仍然是缩窄了。

　　2. 部分药物的用量与汉唐时期的用量持平,甚至超过。比如说,人参在明清民国的时期的用量就超过了张仲景的平均用量,还有黄芪、石膏、地黄。无论是汉唐时期,还是明清时期一直到我们现在的当代,很多药物都大量使用。

　　3. 明清民国时期多用汤剂,散剂比较少用,比例也变得较少了。

　　我们选择 50 种药物,统计其在明代的平均剂量。明代最常用的量偏小,用 3.7 克,也就是 1 钱。它的剂量分布区间比较窄,但少数的药物会比较宽,因此我们需要思考为什么有些药物的使用剂量范围那么宽,比如石膏、黄芪、地黄? 而有些药物的使用剂量范围就那么窄?

　　下面我们看一看清代,以全国各地具有代表性的 19 家医家医案和医著,选择了 4220 首方子为文献依据,以 50 种药物为研究对象,结果得出,50 种药物临床用量较明代又有所增大了,常用剂量范围也较明代增大了。以葛根为例,其最常用的剂量是 3.73 克,使用最多的一个剂量是 7.46 克,就是 2 钱。结合现当代方药临床用量情况来看,从全国各地选出 29 位有代表性医家的医案(医著),选择 4114 首方子为文献依据,同样以这些药物为研究对象,可以得出这样的结论:50 种药物临床用量又较之清代和民国又有所增大了。从 11 家医院里面的数据也可以看得出来一个特点,不过黄芪的用量范围比较大一些了。

把不同历史时期 10 味药物的用量进行统计对比,得出其临床用量的使用范围,进行比较。仍以葛根为例,在张仲景时期其用量范围是 55.2 到 66.1 克,到唐代的时候用量范围会变得更加宽泛,就是 27.6 克到 69 克,宋代这个时候变窄一点,宋代我们是分汤剂和散剂在进行比较,汤剂的用量范围是稍微大一点,那么散剂当然就小了,仅仅有 3.0 克到 9.9 克。这种状态一直维持到民国,它的用量是很小的。但现代葛根的用量就很大,这与现在的药学研究相关;丹参也是如此。现在关于活血化瘀的研究,以及包括用药安全性的研究结果左右了临床医生的用量。

如何看待大剂量与小剂量的问题?我们是这样看的:仲景的剂量虽然大,但是他的煮法和服法有很多特别之处。譬如我们综合的各种文献提出这样一个数字,就是张仲景煮法的有效成分提取率大概为 65% 左右。其次,短时间服药,而不是长期服药。比如麻黄汤就服一次,一剂一服,不再服第二服。如果一剂汗出,则不更服,因此可以用大剂量。我们还想说一下《药典》规定的常用量。既然有常用量,也应该有非常规用量,非常规用量也是必要的,这是我们经过 3 年多研究,吸收了其他研究成果的精华而得出来的一个结论。《药典》规定的常用剂量,是常规剂量,但对特殊病例的指导意义不大。这一点应该如何去解决,让特殊的用量合法化,值得我们大家共同思考和努力。

常用中药临床用量 2000 年流域

傅延龄

今天分享我个人和我所带领的团队在四年多的时间里关于发展量效关系以及中药剂量用量流的相关思考。从题目中大家看到"流域"两字,自然而然就会联想到河流,我们取象比类,把它应用于药物剂量的研究。如果我们把药物的用量从它的源头算到现在,那么确实形成了一个用量流,整个用量流域的狭窄宽阔不一,代表着药物用量的变更。

因此,我们在考虑药物用量时,应该从一个"面"上整体把握,而不应该仅仅从一个"线"上来考虑。这就是我们之所以提出"用量流域"概念的原因。桂枝汤为临床常用方剂,我最近在写《方药用量 2000 年流域研究》这本书时,曾看到过一则吴鞠通的医案,讲他自己在夏天感受风寒后,自服桂枝汤治疗。最初使用寻常剂量,桂枝为 3 钱,但无效,第二天桂枝用到 8 两,半剂,病愈。在吴鞠通的年代,1 斤约为 600 克,8 两是半斤,那么一剂药中桂枝用到了300 克。张仲景用桂枝汤,常用剂量为 3 两,即 41.4 克,现在多数医家认为用量过大,然而仲景在桂枝汤服法中说,"若一服汗出病差,停后服,不必尽剂。若不汗,更服依前法;又不汗,后服小促其间,半日许,令三服尽。若病重者,一日一夜服"。可见病重者,服 3 剂 9 服,一天桂枝的即达到 120 多克。我们讲前圣后贤,前圣是张仲景的用量,后贤是吴鞠通的用量,结合起来,我们会发现中药的用量有很大的奥妙。峡谷的两岸十分陡峭,河流在这样一个峡谷里,两边不会蔓延,边界清晰。而平原流域中,河流浸渍河岸,而无明显边界。我们中药的用量就有这样一个特点:《药典》中给出的用量范围犹如陡壁,临床上应用时却成发散状,有的医家用量很小,有的医家针对重病时用量却很大。

一、什么是中药临床用量流

中药的临床用量,用历史的眼光,上下时间全面地看,也如自然界的河流一样,是从古至今的河流。如果以年代为长度,以用量为宽度,那么也可以把中药临床用量历史称为"中药临床用量流域"。从先秦到如今,中药的临床应用形成了一条长达 2000 年以上的用量流和用量流域。它时而宽阔,时而狭窄,时而平缓,时而湍急;它承载着,也反映着科学、自然、社会、人文等多个方面的丰富内容。

二、认识中药临床用量流域的意义

1. 认识方药应用科学史实

最近在做用量流域图注释时发现,关于中药流量的科学史实丰富多彩。比如宋代是药物用量很小的一个年代,这是由于散剂的推广和普及。但是,当时著名的几个大医家,比如庞安常、严用和、陈无择,处方里仍然清晰遵循着汉唐时的大剂量。汉代时期药物用量更大,一直到唐末宋初药物用量突然减小,它不可能是乍然发生,即使是政府下发文件,也不可能突如其来。那为什么汉唐的大剂量到宋代就没有了吗?如果我们仔细看文献,就会发现,其实不是没有了,而是广泛地存在。古代的中国是一个缺医少药的国度,百姓生病多隐忍不言,待就医之时往往已成大病、重病、急病,这时,医家就不能轻描淡写小剂量开药,而要大剂量决一剂而取胜。只是因为文献呈现给我们的途径和方式不同,所以会让我们有这样的错觉。

2. 为临床用药提供有效性、安全性指导

我们用药时有两个原则是非常重要的,一个是有效性,一个是安全性。做医生只讲安全性,不讲有效性是不行的,正如仝教授所言,用药如果只停留在安慰剂的水平,算不得是一名好医生。有效性、安全性要结合起来才能为我们的研究提供指导。

3. 了解地理人文社会历史

三、中药临床用量流域的影响因素

1. 医家个人的知识与经验。

2. 年月气候与疾病特点。

3. 医家学术流派。

医家学术流派的观点会影响到临床医生的用药观念。学术流派对临床医生的约束力甚至强于药典。清代的医家,用小青龙汤,去麻黄,细辛。

4. 经济、政治、地域、商业、交通因素:比如,交通阻塞,用药短缺。

5. 现代科学因素。

6. 政府管理规定的因素。

我最近接到一封一名北京中医的来信,言给病人开方时,半夏为40g,现病人发生肾衰,需要透析,事情很严峻,却无法确定肾功能损害是服药之前本身

存在还是服药之后的毒副作用。这件事情提醒我们要合理用药,重视用药安全性。

四、中药临床用量流寻源

经方药物用量为常用中药临床用量流之源头,用量流的寻源最后还是寻到方书之祖——《伤寒杂病论》。经方本源剂量是多少?这是我们课题必须回答的问题,也是我们所有中医应该明确的问题!大家都知道经方一两约为15.6克,但是很少有人按这样的用量。我在仝小林教授的带领下做课题时,一开始也始终不敢下结论,这个结论事关重大,特别是作为973课题,最后得出的结论必须是准确的。但是今天,我们可以肯定地告诉大家,张仲景对于方药的计量用的是官秤,因此,我们按照《中国技术科学史·度量衡卷》,查出东汉时期,1斤为220克,那一两即约为13.8克。

药物计量只能使用官秤的原因:

1. 东汉在官秤以外不存在别的权衡制度。

2. 医药家无力在官制以外另外创建一种秤两:医生并非是一个很强大的团体,没有足够的能力去创建一种秤两制度。

3. 医药家不敢用官秤以外的任何秤两:医药家即使能创建一种秤两,也不敢应用,因为违背国家的度量衡制度会受到重罚,度量衡制度的更改关系到公平交易,关系到国家权威。

4. 医药计量具有高度的历史稳定性。医药计量是随着朝代的更迭而沿用的,计量的频繁更改会引起后世度量制度的混乱。唐代虽然有大剂量660克为一斤,但是金银、丝绵、药秤都没有改,这就是计量的历史稳定性。与米、面、盐、棉花的计重不同,它们的计量稍作更改无大碍,但是医药不能随便更改,更改会使经方的药物用量失真。因此,从整个汉代到魏晋南北朝到唐代到现代,用的都是同一个称量,唐代称为小秤,也就是药秤,一斤为220两,这个没有更改。民国时期仍旧保留这样的称量,体现了计量的历史稳定性。随意更改会带来麻烦,无法准确继承先人的经验。

5. 两汉权衡标准相差不大。

6. 晋代权衡沿用东汉制度。

7. 隋唐方药计量仍用汉制。

8. 经方药物计量采用统一标准。张仲景的用量中,一两为多少克很受争议,而一升为200毫升却没有争论。如果张仲景容量单位使用官秤,那以此类推,权衡单位也为官秤。度量衡,度、量皆为官制,权衡也必然为官制。

9. 汉唐大剂量在宋代仍有应用。方书中,汉唐的大剂量,在宋代都有应用的记载。宋代离我们更近,有 1000 年,且宋代遗留下来的文物很多,所以几乎没有人怀疑宋代的度量衡。因为现代人长时间使用小剂量,所以看到大剂量以后就感觉到畏惧。而宋代人看到的都是前人应用大剂量,所以大剂量对宋代人来说是很寻常的事儿。

10. 晋秤、神农秤不可能用于经方计量。

历史记载晋秤,其计量单位 2 倍于汉秤,即一斤为 440 克,这样的大剂量用于经方计量不合乎实际,显然不可能;神农秤是计量单位,不是器具,只及汉秤的十分之一,这样的小剂量同样不可能用于经方计量。假设神农秤应用于经方计量,因为计量单位过于小,很多药物无法计量,比如桂麻各半汤,桂枝二麻黄一、桂枝二越婢一以及其他的小剂量方剂,在当时的社会水平达不到如此精细的程度。

11. 金银秤、丝绵秤、药秤即是汉秤。

度量衡越来越大的时候,人们把古秤保留下来,用来秤金银、丝绵、药等贵重物品,被称为金银秤、丝绵秤、药秤,其实都是指汉秤。

《难经》关于脏腑重量的记述反证经方计量标准为汉代官秤:把《难经》关于脏腑重量的记述摘录出来,做一个深入的文献研究发现,《难经》中应用的计量应该是医药家所应用的计量权衡,也是东汉的应用计量权衡。

12.《孙子算经》、《龙虎还丹诀》关于若干物质比重的记述反证经方计量标准为汉代官秤。这两本书都是唐代以前的书,找出其中关于金属的比重的记载,发现应用的仍旧是汉秤。《龙虎还丹诀》是一本讲炼丹的书,关于药物的剂量,与两个仙家是密切相关的,即葛洪和陶弘景。葛洪在《本草经集注》里谈到了很多药物计量的问题,那么炼丹家是否应用其他的权衡制度值得探究,然而经过考察,炼丹家同样应用的是汉代的秤量。

通过以上的 12 条证据,我们得出结论,张仲景应用的药物计量标准是东汉的官秤。我们做这个研究就要寻源,就要寻求标准,而标准是经方 1 斤约合今 220g,1 两约合今 13.8g。

五、常用中药临床用量流域的基本特征

通过大量的文献分析、统计,我们绘制了经方常用的 50 种中药的临床用量流域图:

1. 汉代量大,晋唐随之:大剂量、广范围。汉唐时期的药物应用最大剂量很大,但是小剂量也很小。

2. 唐末、宋、元用量缩小:小剂量、窄范围。

3. 明代恢复汤剂,然"久用散剂,遂忘汤法",从唐末到明代,大约 300 年,15 代人,依然为小剂量,约为汉唐用量的 27%。

4. 清代因之。

5. 民国出现一次未引起人们注意的用量下降。在 1920 年左右,国民政府决定采用国际制度,改为 500 克为一斤,清代时期 1 斤换算为 600g,则 1 斤减少了 100 克。清代时一斤是 600 克,一两是 37.5 克,一钱是 3.75 克,民国时,一两变成了 31.25 克,但是医家开方时剂量无改变。

6. 当代中药临床用量小幅增加,并有进一步增大的趋势。这与药物的大量种植、化肥和其他促生长的手段广泛地使用等方方面面的原因有关系。

六、中药临床用量流大坝

宋代,中药临床用量流"飞流直下三千尺",仿佛遇到一个类似于长江三峡大坝的力量:用量流大坝。

用量流大坝是什么?它就是宋朝"煮散剂"推广普及:

《圣济总录》大青龙汤煮散,单次服量仅为汤剂的约 1/5。

《太平圣惠方》四逆汤煮散,单次服量仅为《伤寒论》的 2/3。

《太平惠民和剂局方》小青龙汤煮散,单次服量仅为《伤寒论》的不到 1/8。

《苏沈良方》小柴胡汤煮散,单次服量仅为《伤寒论》的 1/22 ~ 1/13。

宋朝如何能够推广普及"煮散剂"?它不可能像现在这样有协会组织,负责人发起组织、召开会议,即使没能参与会议,也有各种通讯手段发布公告。实际上它有更高级的力量——皇上和朝廷的权力——封建社会最高权力的拥有者。

《圣济总录》、《圣惠方》和《太平惠民和剂局方》三书的编撰、发行都有宋皇帝的力量。

宋代广泛应用的雕版印刷术对于煮散剂推广应用产生了很大作用。

宋代的一些医家,如庞安时、朱肱、陈无择、许叔微等,多用煮散剂。

唐末、宋朝为何要推广"煮散剂"?皇上为什么要推广"煮散",朝廷为什么要介入?为什么不推行汉唐的大剂量?原因有:

1. 唐末开始较多地应用,是因为战乱导致的药材短缺。

2. 宋代对药材需求大幅增加、药材资源相对不足,这有以下几个方面的原因:国家实行仁政,广泛免费提供医药;学医业医者人数大增;军队庞大,用药需求量大;宋代人口迅速增加、疫病多发;中央及地方政府财力因素。

煮散剂本身有一些优点,比如药效充分,能大幅度节省药材。然而至今仍需我们探索的是服药频次,宋代很多古医书中很少确切地规定一日的服药频次。古时的服药频次会根据病情而定,病重时有可能一时辰一服。在某些古医书里有提及一日六、七服,这样一日的总药量就会很大。

我们所有的医者都应该深思熟虑,到底应该给多少药。现在医生开药,往往会定好日服用频次,如一日三餐后服,不管病重病轻,服药频次都是一样的,没有人在意一天到底服多少药量,这是个值得深思的问题。

七、若干常用中药用量流域及其科学意义

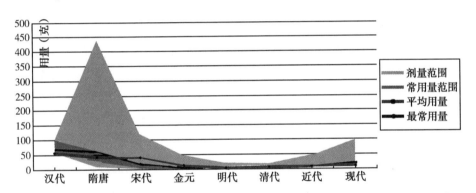

如图,汉唐时期的最大用量值会很大,剂量范围很广,但是常用量范围并不是很大。我们现在只是重视常用量,没有意识到在特殊情况下应该用多大量。随后的剂量范围线却很低平,尤其是到明清的时候,因叶天士有"葛根竭胃汁"之说,又《疫疹一得》有"葛根损害胃之津液"的说法,因此明清时葛根用量很小。众所周知,还有"柴胡劫肝阴"之说,因此当时柴胡用量也很小。正如前文所言,流派观念对医家的约束力有时候比经典还大。后世的研究中发现,葛根既无"竭胃汁"又无"损害胃之津液",因此慢慢恢复了葛根的用量,特别是现代研究表明,葛根为豆科植物,葛根黄酮对于改变血液流变,增加心肌营养性供血非常好,用量范围又增大,但是最常用量仍无明显变化。

现在我的团队正在细致工作,在药量流域图写注解,每个地方的升降都要有所解释,并翻阅原始文献对照,进行订正,两千年流域涉及的内容非常丰富。

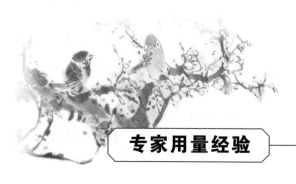

● 经方合理用量的临床应用体会 ●

仝小林

我个人对经方恢复本原的剂量有这样几点的体会：

一、处方的药味数

经方的"君臣佐使"区分得特别清楚,药味非常少,现在我们的药味数,经调查平均是 15 味。我们广安门医院穆老师调查了我院一个月各科门诊处方,平均药味数是 18.26 味。经方中 90% 的方子都小于 8 味,50% 的方子是小于 4 味,经云:"君一臣二"是"制之小也",就是说小方子"君一臣二"就够了。"君一臣三佐五"是"制之中也",就是说九味药就叫中方,"君一臣三佐九"是"制之大也",就是说十三味药就叫大方。以这个标准来看,我们现在的方子都是"超大方"。(报告中)专家讲的方子都非常的精炼,即使是治疗一些疑难危重症的处方,药味仍然非常少,这点对我们现今的临床指导意义非常之大。

二、恢复经方本原剂量的意义

我们恢复经方本原的剂量,有非常大的必要性,就是对于药物本身的剂量阈,即剂量的阈值,能够大大的拓宽,能不能在新版药典上把剂量放到《须知》上,仅作为一个参考的剂量,而不作为法规的剂量。

今天看到李老师用的剂量,比如桂枝 30 克就是经方的本来剂量。我本人用桂枝 30 克是非常平常的,为什么呢？因为像我们治疗糖尿病的末梢神经病变,用黄芪,刚才李老讲的黄芪可以合乌头汤和大乌头汤。治疗糖尿病末梢神经病变,与治疗刚才李老讲的是艾滋病的神经病变,异曲同工,都是一样的。黄芪桂枝五物汤我用桂枝通常的剂量都是 30 克。因为糖尿病神经痛可以痛得抱着腿不睡觉,整晚不睡觉,疼得死去活来,甚至要跳楼自杀,这种情况在治疗的时候,如果用大乌头汤止痛,可以用到 120 克。

　　这周三来了一个病人,是某大学的校长,他的糖尿病神经痛非常严重,无法入睡,什么方法都用过了就是解决不了问题。他的第一个症状是痛,第二个是麻和木。木到什么程度呢?就像踩一个很厚很厚的鞋垫,用针扎没有知觉,再一个就是凉,非常的凉,感觉是寒入骨髓。他已经去过很多地方治了,我一看方子都很对路子,用的是黄芪桂枝五物汤,唯独用量不够。我给他调了剂量,川乌调到 120 克,另加桂枝 30 克。这个用量,看了十个多月,疼痛几乎彻底消失,麻木的感觉没有了。他的肌电图在治疗之前提示的是神经脱髓鞘改变,现在在 301 医院复查,每次神经科的医生都很吃惊,神经功能都在恢复。这说明什么呢?说明"量"要达到足量,否则就不会有"效"。

　　我们说这个量不是一定要用大剂量,所以我今天选择的题目叫"合理用量"。合理用量是非常重要的,不是我们说恢复经方本身剂量,就要一味的大剂量,而是要把剂量范围拓宽。目的就是在大家解决一些疑难疾病的时候,当一般的医生束手无策的时候,你能够拿出的有力的武器。当然,很多很多疾病,小剂量就够了,甚至超小剂量也够了。我们能否定日本、韩国很多临床应用小剂量中药就没有效吗?但我可以肯定地说,我在日本待了四年,天天治病,一天要治 40 到 50 个病人。日本医生用汉方药解决疑难病,量是远远不够的,可以说是杯水车薪。尽管他们用得非常普遍,真正治疗疑难危重症的时候,还得是汤剂、大剂量。当然,日本人相对来说,不像中国人那么耐药,我确实有很深的感触。

　　另外,我们所强调的经方本原剂量,不是说单纯地对比有效和无效,这太简单了,我们要在治疗危、急、重症的时候,看它的起效时间、起效的效度,不是说有一点效就算有效。小剂量也有效,大剂量也有效,十几天有效和几天有效能一样吗?几个月有效和几天有效能一样吗?时间短一点,可以减轻很多病人的痛苦。

　　我们提出研究经方本原的剂量,大家可以在各个领域里去实践,主要目的是实践。不是一个人实践,也不是一个团队去实践,是让大家在各个领域去实践。昨天张老师讲,说 330 个医生,他们最喜欢用的前十味药的剂量都是超过《药典》的,这是非常说明问题的。药量和疗效关系非常密切,只有实践才能出真知。

三、治验举隅

1. 糖尿病重症胃瘫

　　我们治疗"糖尿病重症胃瘫",现在没有这个词,一般叫"糖尿病胃轻瘫",但实在概括不了,因为我们看的都是太重的,最长的有 20 多年,短的有几个月的胃瘫。这种情况我们治疗时,不会让他一副药全部喝下去——因为病人会很快吐出来,而是给病人一小口、一小口地喂,一天之内把这一副药喂进去。我们治疗重度胃瘫一般的止吐时间不会超过一个星期,经常是两、三副就明显止吐,主要的方子就是小半夏汤。如果胃里有振水声,好长时间也消不下去的就要加茯苓,大剂量的茯苓,用量经常是 60 克到 120 克。

糖尿病的重度胃瘫治疗中,附子汤也经常用。我们用附子的剂量经常起步就是 30 克,用到 60 克、120 克都不罕见。对于附子也好,川乌、草乌也好,我们用它最主要的就是先煎 2 小时,只要超过 15 克服,我们都是先煎 2 小时,不是每天煎 2 小时,可以 7 天或者 10 天的药一块儿煎 2 小时,然后放冰箱里去。用的时候拿出七分之一或者十分之一和其他药共煎,这样不至于让病人感觉太麻烦。为什么一定要煎 2 小时,我的博士后做过这项研究。真正附子煎煮 40 分钟以后基本上那些毒性都破坏掉了,但是为了保证安全,要求煎 2 小时。在我二十几年的临床实践中,有两例附子中毒的病例,一例是我开 120 克的制川、草乌,在我们医院取药吃的这一个月非常好,回到当地吃了之后就口麻、恶心、呕吐,然后到急诊室看了之后没有大问题,他的肝、肾功能及血、尿常规都没有大问题,但是从当地拿来的调剂药包,请我们药房老师给看了一下,抓的是生附子! 就是当地可能在炮制方面不是特别讲究,真正炮制好的附子不需要煎那么长时间,安全起见,煎煮之后要让病人口尝一尝看还麻不麻。如果口不麻,说明煎煮合适了,然后再和其他药一块煎。

此外,这种药应从小量开始逐渐递增。有些病人,你开始用大剂量没有问题,但是有的病人就不适合,小剂量也会出现反应,所以从小剂量开始逐渐递增,根据病人的反应来调整用药就比较安全。另外我们对这种用重剂的时候,经常是一副药不是每天两次,经常要服到四到八次,能既保持药效浓度而又不至于中毒。

2. 出血热

当年我们跟随周(仲瑛)老搞出血热研究,整个课题组做了 1400 多例出血热,都是高热、休克和急性肾衰的重症病人,尤其年轻人高热一个星期都不退,39 度、40 度,这个时候我们用石膏的剂量是很大的,一天是 600 克,用生地用了 600 克,而且是一天吃两剂,上午煎一剂,下午煎一剂,然后吃的时候是一小时吃一次,一小时吃一次,吃到体温往下走了就开始减量,热完全退了,就停止用药。虽然用量这么大,但是中病即止或者是即减,根据病人的情况来定。所以治疗重症的时候,方证相应非常重要,剂量也是非常重要。经方应该说是真正实践得出来的宝贵经验,所以我们特别看重。

3. 糖尿病

（1）中药降糖，疗效确切

因为我是搞糖尿病研究的，对于糖尿病，《伤寒论》也好，《金匮要略》也好，记载的都很有限，我也敢这样说，张仲景治疗糖尿病的经验并不太丰富，但是这并不影响我们研究伤寒的学者们治疗糖尿病。因为那个时代能有多少糖尿病？不用说那个时代，就是20年之前我们周边有多少糖尿病？吃还吃不饱呢，哪那么多糖尿病？就这20年突然出现这么多，成为一个社会性的问题。在治疗糖尿病上，我们用经方，恢复经方本原的剂量，降糖效果一下就出来了。比如，黄连起步剂量是30克；黄芪也经常是30克起步，45克到60克；在用白虎汤治疗糖尿病的时候，石膏用量经常是60克到120克；知母30克到60克，在用这种剂量的时候，降糖作用就出现了。

我们获得国家科技进步二等奖的就是降糖的研究。我们用临床试验来证实中药降糖的效果，因为过去讲这几十年都有认为中医只能是辅助降糖，不能够真正地和西药一样去降糖，而且几次我去药监局开会的时候，有专家跟我说：你看是不是今后咱们中医降糖这个说法就取消，都改成辅助降糖的。我说：不能这样，我拿数据给你看。所以现在没有取消。

我们用的是一个经方——大柴胡汤加减，治疗糖尿病240例，并与安慰剂做对照，用国际公认的指标——糖化血红蛋白来评价，结果安慰剂降糖化血红蛋白的幅度只有0.33%，而中药组的降幅达到1.18%。

（2）以苦制甜

糖尿病是一个"甜病"，血液里是糖，尿里也是糖，所以说它是一个"甜病"。从中医上讲，甘味的天然对比就是苦，所以现在研究很多的降糖药物，苦味药——无论是黄连、黄芩、栀子、苦瓜、苦参、龙胆草，都能降糖，而且都能非常明显地降糖。

（3）为何"益气养阴"降糖效果不理想？

我们十几年、二十几年之前研究糖尿病，思路是"养阴降糖"，效果真是不理想。后来我们找到了问题的症结点：古人所看到消渴和现在看到的消渴不一样了，古人患消渴可能绝大多数都是富贵之人，但是古人诊断消渴的时候，是以"三多"很长时间之后的"一少"——消瘦为依据。这时候气也伤了、阴也伤了，益气养阴是有道理的，古人没错。但是我们现在用益气养阴法去治疗糖尿病的时候，你就要看治疗的对象是什么样子。我们调查了5000多例糖尿病患者，真正有"三多一少"症状的不过13%，大多数仍然是肥胖、舌苔厚腻，辨证为痰热、痰湿、痰浊的，那怎么可以养阴呢?!

（4）脾瘅——中满内热

我们再回过来看经典所论述的"脾瘅"。

"脾瘅"是什么？"此肥美之所发也"，"此人必数食甘美而多肥也"。就是说，脾瘅之前是肥胖，"肥者令人内热，甘者令人中满"，说明脾瘅的病机是中满和内热，不是气阴两虚。"故其气上移，转为消渴"，消渴是脾瘅发展到一定程度，热到一定程度，然后耗气，耗阴，最后发展为消渴，它是糖尿病，尤其是代谢综合征的后期。而我们现在治疗的绝大多数是脾瘅阶段，是代谢综合征的阶段，糖代谢紊乱，脂代谢紊乱，嘌呤代谢紊乱，一系列的紊乱。

关于脾瘅的治疗，我们总结了5000多例，最后主要归纳出来脾瘅的主要证型有三个：第一个是肝胃郁热证，治疗以大柴胡汤为主；第二个是胃肠湿热证，治疗以大黄黄连泻心汤为主；第三个是气滞痰阻证，治疗以小陷胸汤为主。这三个实证。当然，脾瘅不光是实的，还有虚的，虚证占的比例相对小一些，实的占的比例最大。

（5）黄连的应用

黄连小剂量在调理脾胃时候的用量一般是3克、6克，很小的剂量就够用了。在治疗糖尿病上就要用到一个大的剂量，否则没有降糖的效果。所以，当把主要药物提高到一定剂量的时候，治疗窗都发生了改变。如同阿司匹林大剂量的时候可以解热镇痛，小剂量的时候可能就类似于活血化瘀了，所以它会出现不同的治疗效果。

我们最早的时候对黄连始终突不破就是苦寒伤胃，最后我们借鉴干姜黄连黄芩人参汤的意思，加干姜、生姜去佐它，最后找到的用量比例是6:1，如果没有特别的虚寒证的话，6:1的比例就足够了。我们做了240例的观察，最后胃肠道反应仅有2%，用干姜佐了以后可以大大减轻胃肠道的副反应，而且可以很长时间地应用。一般我在治疗糖尿病早期降糖的时候，都是前3个月汤药为主，血糖整个调节，糖脂调节得差不多了，然后改成水丸，每次配3个月、半年，主要是继续调节糖脂代谢，防止并发症。把药物的配伍掌握好，即使糖尿病属于虚寒证我们也不怕用苦药，这就是我提出来的一个观点。

四、症-证-病结合的处方模式

我们在治疗疾病的时候，黄煌教授总结得非常好，实际上我们经常是"但见一证便是"，就是要抓主要症状。仲景时代"症"字还没有，就用证候的"证"来代替。一个呕吐的病人来了，你要不要止呕？一个腹泻的病人你要不要止泻？一个头疼的病人你要不要止头疼？因此，治疗第一个主症的药物应该就是君药,臣药的话可以辅佐君药,便成臣药,也可以治疗头疼以外的很重要的一些相伴症状,这也可以作为臣药,然后就是佐药。

关于佐药的重要性,我一直在考虑这个问题:为什么君一臣三佐五?为什么君一臣三佐九?这个佐药决定了治疗方向,让你沿着某个方向去走。比如说,寒证沿着热的方向去走,热证沿着寒的方向走,佐药起到关键性的作用,所以在治疗糖尿病神经痛时,我们并不考虑川乌对这个证来说是寒是热,首先要治的是疼痛。即使是湿热证,也照样用川乌,而且照样那么大剂量,但是这时佐药就要发挥作用了。在处方的时候,经常对君臣很难定,好像似乎是很大的问题。其实我认为君臣很好定,关键是抓住主症。主症决定了君药,臣药用来治疗次症,或者是帮助君药起作用,所以说"佐君之谓臣"。佐药是把它整个证候调整到你要治疗的大方向上,然后使药引导作为靶向定位。我们提出来"症-证-病"结合模式,也就是大家常说病证结合,但是病证结合对于一个单纯性的疾病是管用的,但是如果现在我们看到一个老年性疾病,一个复杂性疾病,又如何病证结合?病证结合很大的意义在于科研,但是在临床上应该是症-证-病结合,所以我提出:以症为靶,以证为向,以病为参。

比如说对于寒热错杂的情况,在中医辨证以后,决定用干姜黄芩黄连人参汤,这时黄连、黄芩都能降糖,干姜也能降糖,人参同样有微弱的降糖作用,都很微弱,但是黄连、黄芩降糖作用是很强的,这样一个方子组合起来,治疗寒和热错杂的情况就要好很多。若针对虚实寒热错杂,选一个其他方子它可能就没有降糖作用,而只是调节寒热虚实并存的状况。再比如说,上热下寒我们选择乌梅丸,乌梅丸里黄连是降糖的,黄柏是降糖的,肉桂同样是降糖的,这时候把它们组合起来的时候,既治疗"证",同时又治疗了"病"。

五、中、西医学的互相借鉴和汇通

现在在很多疾病治疗上有的中医比较怕用现代医学的指标来衡量。比如说,研究糖尿病的,敢不敢用糖化血红蛋白来评价疗效?治疗尿毒症的,敢不敢用肌酐和尿素氮来衡量?这方面中医比较欠缺,所以我注意观察一下从"八五"、"九五"、"十五"、"十一五"大家在临床评价方面主要还是用中医的这些评价。我们中医能不能治疗现代指标的这些病,我认为完全可以。我们十几、二十年来试探做了这个工作,那么这就是我们提出来一个现代药理研究成果的临床回归问题,我们临床开处方的,做的就是这个转化工作。我期待有更多的人来参与方药量效的研究和交流,临床努力去实践,得出更多的真知灼见。

● 经方大剂量应用实践 ●

首先我讲正确使用药物药量的依据,因为时间短,我主要讲"治主病主症,要重用君药"。以下是我辨证遵循四大要点:

1. 症状全面而确切。
2. 围绕主症进行辨证。
3. 在病情的发展中进行辨证。
4. 特别症状往往是辨证的依据。

关键是既要辨病,又要辨证。围绕主症进行辨证和治疗,主症治愈了,其他症状也就迎刃而解。从中医的组方原则上,君药治主症,所以我主要重用量的还是在君药上。治疗个别突出的症状,比如治肾功能不全的失眠,若辨证为肝血不足,肝火扰心,可重用柏子仁、酸枣仁、麻子仁。如果心血不足,我就重用 60 克柏子仁,就加这一味药效果就很好。

下面讲几张方子。桂枝汤及桂枝的剂量在临床的使用经验。我用方讲究扩大使用,要想扩大使用你就得研究这个方子的君药。比如说桂枝汤,桂枝为太阳引经药,与芍药配合,可治太阳中风,恶风,发热,有汗,头疼等症。桂枝能达四肢,可治中风的关节酸痛,这个中风包括内风和外风。桂枝可壮心阳,可治心下水饮。桂枝汤配芍药加饴糖,可用于中虚胃痛。桂枝配茯苓,治膀胱蓄水。桂枝配桃仁治胞室蓄血,所以许多疾病都可以用桂枝汤加减,而且一般根据病情调整桂枝的剂量。小青龙汤、麻杏石甘汤也是这样,这两张方子君药都是麻黄。麻黄与桂枝同用可发汗,为辛温发表剂,适用于太阳经病、伤寒表实无汗者。第二,麻黄与桂枝同用,还有止喘作用,治疗风寒之喘,合石膏治疗肺热之喘。麻黄和甘草同用,治肺闭水肿。麻黄与附子同捣,能散阴分寒结,可治阴疽瘰疬。

麻黄附子细辛汤,主治少阴病,恶寒发热、脉沉者。其次,风寒饮邪客肺之咳上气,倚息不得卧。它还可以治百节拘挛,风寒湿痹病,尤其是眉棱骨痛。细辛能够通阳气,散寒痰的力量很大。它的功用是驱寒、散风、行水、化痰。这个细辛从文献上看,它是味辛而厚,气温而烈,使用较难,但它没有毒。这江南有"细辛不过五分"之说。其用量虽不可拘泥,但不可不慎。南方人体质比较弱,我用细辛治疗风湿病的时候,往往都用到 15 克以上。

石膏能清阳明壮火,治口渴、烦躁,胃火引起的头痛、牙痛、肺喘。生石膏在外科常用于拔毒。这个石膏在经方里用量也是很大的。上世纪 50 年代我上学的时候,老师讲古制一两,今制一钱,都是这样讲的。石膏的用法是非常有讲究的:第一要先煎,第二要温服,多次徐徐缓服,使其药力常留在中上焦,不至于寒凉下焦造成腹泻。第三,服药后要盖被子,以便内热容易外透。第四,必须重用一两(30g)以上才能够奏效。

下边讲炙甘草汤。甘草,炙用能补脾,润肺,生用能清热解毒,均有调和药性的作用。脾胃虚弱、肺虚咳嗽,要用炙甘草;外伤脓肿,缓和药的剧烈性多用生的。炙甘草汤是非常好用的,它治疗心悸,不管是心电图有没有早搏,几乎都是有效的。但是甘草必须用一两,有时候心气不仅虚,而且有心火,我就生、炙甘草各 15 克。大家知道,炙甘草汤是治疗气阴两虚的,它是治脉结代、心悸动的主方,所以又叫复脉汤。临证时,患者主诉心慌,我首先就要问,你心慌的同时是感到心空还是心烦?心空就是气虚,心烦就是阴虚,两个都有就是气阴两虚。但是,凡是有两个以上病因,两个以上病位,我必须全力找出来以谁为主。即使它是气阴两虚,我也要确定是心烦为主,还是心空为主;然后结合其他症状,找出来是以气虚为主还是以阴虚为主。原方里用量大的是生地,所以临床中也应当重用。但是我用炙甘草汤治疗心悸必加酒,因为原方就是八升水,七升酒。酒可以温经,跟地黄相配,第一方面要反佐它的滋腻,第二又有活血止血的作用。

黄芪建中汤是小建中汤的类方,主治虚劳,诸不足。所谓"诸不足",是指阴阳气血虚,加黄芪增强补虚益气的作用。小建中汤是典型方剂,黄芪建中汤是小建中汤的类方,所以它在方剂上介绍并不详细。但是这个方临床上运用要远大于小建中汤,其在临床上的应用范围非常广泛,而且疗效也非常突出。

讲黄芪建中汤的时候,我就讲一讲黄芪。我举一个例子,补阳还五汤在教科书上是治疗气虚血瘀证,治法上是补气活血。因为原方没有辨证,没有功能主治,这些是后加的,这种说法我绝对是不同意的。我认为黄芪在补阳还五汤上绝不是补气。第一,黄芪和人参两个都是补气药,谁是补气药最首选啊?是人参。人参大补气阴也,既能补气又能够养阴,治气虚与下脱者用之。而黄芪补气兼能通阳、升阳,有这样的作用,它跟人参是不一样的,它是治气虚与外脱的。第二个咱们想想重用黄芪的几张方子,补阳还五汤、黄芪桂枝五物汤、黄芪桃红汤、黄芪赤风汤、黄芪防风汤都是重用黄芪四两,它们都治的什么病啊?都治的内外风引起的肢体疼痛、麻木、痉挛,这些病都是需要通的,没有是气虚的。从组方的原则上来讲,黄芪用量四两,排位又在首位,它一定是君药。如果拿黄芪当君药是补气,哪个臣药是补气的,哪个佐药是补气的?就没有。如果要说它是补气药,就不符合组方的原则。通阳活血,那下边臣药也有了,使药也有了,佐药也有了,所以我认为,像补阳还五汤应当是通阳活血,应当是这样的治法。所以我在好多会议上都大胆地提出了这个观点。

我下面讲讲附子的功效。附子,助命门真火,主风寒湿邪,主治大汗亡阳、四肢无力、下利清谷、阳虚水肿、风寒湿痹、疼痛等症。附子的用量,生附子性烈,主要能回阳。熟附子比较驯良,擅长壮阳。现在在临床上,回阳用生附子,我也不敢用,很少有大夫在用生附子。熟附片在治疗的时候,一般用 15 克以下,但是治风寒痹症的时候,必须得用大量的,附子用量越大,煎的时间就越长,驱除毒性。由于附子里含有大量的生物碱,要久煎,要大火煎,开锅以后再小火煎。甘草、干姜能分解其毒。生地、知母能缓解其热。附子能回阳、壮阳,虽然书上也讲它有祛风寒湿的作用,但是很多文献提出来,治风湿附子必须配合乌头,因为乌头能够搜剔风湿。

附子能通行十二经,走而不守,能回阳于顷刻之间,那是指生附子。附子使用量大时,辨证一定要准确。我大学毕业实习的时候在太原中医研究所跟师(刘渡舟先生),老师带我们看病时,我就发现了,凡是他重用附子的时候,三部脉看完了,总要再用食指摸一摸尺脉。后来我们在下棋的时候我就问他,我说:刘老,我怎么发现您凡用附子大量的时候,都要摸一摸尺脉?他说我用附子讲究三个,第一个是症状要见形寒肢冷。第二个是舌苔,不管是什么样的舌苔,黄的也好,白的也好,必须不能干,不能少津液,必须是滑的。第三个是尺脉必须小,不能大。刘老说就是这三个方面,附子辛热,舌若无苔再用附子就更伤津液。尺脉不能大,相火不能旺,尺脉大就是相火旺。

下面我就讲几个病例。我上学的时候回老家,我老家在农村,房山的,我学了针灸就在那儿给人家扎针;学了方剂,就原方照抄给人治病。我遇到一个姓郭的 19 岁女孩儿,从来不来月经,长期治疗没有效果。后来她就找我治疗。一开始看她的症状,辨证为血虚有热,就先用四物汤补血,加桑白皮清热。这是"清经汤"的主要药味。等缓解以后,我就用开始加用麝香治疗。吃药后,她睡觉的时候翻动,她母亲一摸床湿了,点上油灯一看月经来了。就吃了一次,这个就好了。我觉得这个案例的关键就在于麝香的用量大。我治疗的另一个患者是沈阳医学院二年级的大学生,诊断为抽动症。我用增液汤,每味药都用一两,然后合用《医醇賸义》的"滋生青阳汤",加白花蛇,另外用麝香一克,分三次冲服。到现在看了六次,从大发作到小发作,到现在基本不发作了。

我再讲一个黄芪用量大的,病人是北大荒人,眼睑下垂,多方治疗都没管用。当时我辨证开方的时候,刚把黄芪、党参写出来,他爸爸马上就质疑说:我们到哪儿都吃这方子,就不管事。我说,等我开完了再说。我的处方用量跟前方不一样,一开始就是 100 克黄芪。我说:我们医院至少开 5 副药才能给代煎,你先吃 5 副,吃完再来找我。吃完五副以后病人高高兴兴地就来了,眼睑能睁开了。我又把黄芪增加到 120 克,看了三次,回去我让他吃补中益气丸善后。后来他给我回信,知道这个病已经好了。我跟别人用的药味一样,就是剂量不同。

我创了一个方子,叫"龟地汤",包括龟板、地黄、黄芪、当归这四味药,我把熟地和龟板都重用,治疗肾功能不全,能够把肌酐、尿素氮都不同程度地降下来,这是我最大的成就。现在大的西医院的肾病患者也来找我,透析的问我透析不透析,我说我不管,这病按照西医的指标应该透析了,你先试一试,有好多该透析的就没有透析。

我再讲一个细辛用量大的例子。我有一个同学在医科大,她孩子的手指头张不开,疼痛得厉害,她找医生不发愁,可看了没效果。我就用通草 10 克,加上桂枝 30 克、细辛 20 克,药后效果特别好,几副药就痊愈了。

● 儿科中药量效关系研究 ●

马　融

一个理想的药物用量应该是获得最大疗效,而不良反应又比较小的量。因此,如何阐明中药的量效关系或者是量度关系,寻求临床最佳用药剂量,是提高中药临床疗效的一个重要方向和课题。

一、儿科量效关系的复杂性

儿童与成人比较,不仅是因为儿童体重轻一点或者年龄小的问题,儿童不能简单看成是成人的一个缩影,他与成人相比较,有很多自身的生理和病理特点。谈到中药量效方面,儿童跟成人比较也就显得更为复杂。比如说,年龄越小的儿童,临床中药用量的相对用量会比较大。同一年龄的儿童体重相差有的时候会悬殊很大,这样也会导致药物用量有许多不同的地方。特别是儿童越小,在服药过程中浪费得越多,这样就给我们测算他的实际用量带来了困难。传统中药一天喝到两到三次,而儿童给药,有时候需要通过多次频服的方法。

由于伦理等多种原因,在儿童身上开展大剂量的研究比较困难。《药典》在中药用量方面也没有一个针对儿童的明确规定。目前教科书上关于儿科用量的描述与实际临床上还有一定的差距,因此中药量效关系在儿科方面的研究,就显得更为困难。

二、儿科量效关系研究的关键问题

1. 饮片质量

要规范中药饮片的质量。因为不同产地,不同采集时间的中药饮片,它的有效成分是不同的。道地药材与非道地药材,野生品种与栽培品种之间的质量存在着明显的差异。再加上炮制加工各方面因素的影响,临床用量上就产生了比较大的区别,导致了中药用量的复杂性。但是,儿童中药临床用量的正式规定里并没有明确说明,因此,首先就要开展儿童中药用量和药效的研究,要规范饮片质量,否则难以评价药物的量效关系。长期以来,部分中药材的质量有下降的趋势,但是 GAP 种植、GMP 生产等保证措施的广泛应用,给中药饮片质量的生产提供了保证,应该说现在的中药质量比以前更有保证了。

2. 煎煮工艺

应该加强在煎煮过程中的质量控制。长期以来,汤药还是最受老百姓欢迎的,也是临床大夫用的最多的。之所以用的最多,因为容易吸收,起效快。但是,也存在另外一个问题,它在煎煮过程中受很多因素干扰,比如说,浸泡时间、煎煮器皿、火力大小、煎煮的时间和次数等等,都没统一的规定和标准可循,这样就导致同质量的复方汤剂有效成分析出的不同,造成临床疗效容易出现差异。因此,规范中药煎煮方法是量效关系相关实验研究、临床研究的基础,也是实现研究结果可重复性的前提。可以说寻求一种合理、规范的中药煎煮方法,对提高临床疗效,推动中医现代化、标准化具有重要意义。

3. 饮片调剂

在临床上,在饮片的调剂过程中,也存在有些不一致的地方。比如说,药物称量或者分装是粗放的,它的经济性和准确性就比较差,每副药的剂量有时候会相差很多。即使称量比较准确的时候,也存在着一些不准确的因素。这样患者实际服用的药物剂量可能与医生开的处方之间就相差很多了,这也导致量效评价的不一致性。目前国内推广实施的中药小包装,可以说初步解决这个问题了。

4. 合理增量

我们强调要合理增加中药的剂量,突破传统中药用量的局限,增加中药用量,现在已被目前多数的学者和临床医生所接受。中药大剂量在中药临床上往往有比较好的疗效。这在传统文献中记载是很多的,比如小承气汤中大黄的用量,白虎汤中石膏、知母的用量。在当今社会,全国儿科医生实际应用的用量也是有增大的趋势。在这方面,《中药临床处方饮片用量调查报告》中儿科部分的调查结果显示,大多数药物临床用量分四个区间:3～6g,6～9g,9～12g,12～15g。报告中列举了一些药物的儿科用量有60%以上是与成人药量是相同的,而其中北沙参、威灵仙等药均超过了《药典》规定的用量,其余的药物大概也有三分之二超过《药典》的用量。在临床上我个人的用量,如麻黄,一般用量是0～3岁3～5克,而且多半是根据病情的不一样,有的是选择生麻黄。而《药典》上规定麻黄的用量范围是1.5～10克,这是针对整个人群来说的。

但必须要明确一点,所谓的要强调增大用量,不是无限制地增大用量,而是合理地增大用量,量效之间未必都是成正比关系,并不是所有的药物都是随着用量的增大,疗效也能成正比地增长。比如说,临床上我个人经常用芦荟来通便,儿科一般用0.5克就可以达到比较好的通便效果。如果增大芦荟的用量,反而通便效果不强。

5. 君臣佐使

我们973项目提出,中药药物是不是也存在一个阈值问题,这就要特别强调在组方配比上要注意君臣佐使,要突出君药的作用。君臣佐使是指导临床组方的传统理论。根据这个理论,复方和单药之间的关系还可以总结为相须、相使、相畏、相杀、相恶、相反这些基本的配伍模式,因此要充分认识到组方配伍在量效关系方面的非线性特点。

由于治疗目的不同,药物所处的君臣佐使地位不同,其相应的用量变化也是比较大的。比如说,甘草作为佐药时,用量往往小。但是当作为君药时,如在炙甘草汤中用量会比较大。同时,根据药物多方面的功效,用量也是不一样的。比如说柴胡大量可用于退热,中量可用于解郁,小量可用于升阳,等等。因此,我们在进行中药用量规范的时候,应该要适当地将上限和下限放宽,以适应临床不同的需求。

6. 量效关系

在研究量效关系方面其实考虑的因素远远不止这些,还包括很多。还是以柴胡为例,我治疗癫痫的病例很多,在儿科发热性疾病也特别多见,因此这两部分是我临床主治的主要病种。在治疗癫痫时,常用柴胡作引经药,一般用量是6克左右;而在退热的时候,3~6岁的儿童柴胡的用量可以达到15克。

7. 配伍变化

在使用经方的时候,应根据不同症状的轻重,调整用量变化。以麻杏石甘汤为例,它治疗肺炎的时候,如果是喘为重的,就得加大麻黄的用量;如果是咳嗽重的时候,就要加大杏仁的用量;如果是发热重的,往往要增加石膏的用量。谈到这些用量方面,从临床医生的角度上考虑,不外乎这么几大方面。一是前面说的药物质量,它决定了药效的大小。二是组方,不仅仅是配比问题,还包括配伍。比如说麻黄因为它的性味是辛温的,如果它跟桂枝配伍,我们相对用量就小一些。如果是跟豆豉配伍,它的发汗力量就小一些,麻黄的用量就可以相对增加。用于止喘的时候,我们用麻黄跟苏子、杏仁等配伍的时候,用量就不如在定喘汤里面麻黄与白果配伍时的用量大,而且用的是生麻黄。

8. 用药安全

另外强调,辨证用药,虽然相对用量大,但是它的副作用、不良反应显示出来的就很少。如果一旦辨证错误,哪怕是小剂量,它也容易出现不良反应。儿科用药必须要强调中药用量的安全性研究,安全是排在第一位的,只有确保安全的基础上,再来提高疗效,特别是要在当前中药处方用量增大的情况下,加强中药安全性的实验性研究比较重要。特别是要记载具有毒性药物的病种和长期服用可能导致毒性的品种。作为中药用量安全性研究的重点,不仅要考察单味药品的中毒剂量,还应该研究相应配伍后的中药中毒剂量,某些慢性疾病的长期用药上要注重它长期的安全性研究。

9. 病性不同

儿科里面比较多见的是外感疾病,外感疾病一般用量相对比较大,因为它往往是煎一次,分多次吃。而一些慢性病,如久咳不愈的,我们辨证属于寒邪引起的,处方药味就比较少,药性比较轻,而且药量也比较小,也能起到很好的效果。

10. 时-效关系

在时效关系中,儿科有很多自身的特点。比如癫痫的病人有相当一部分人是在夜间发作的,服药条件允许的,每天服两次,早晨喝三分之一,晚上喝三分之二。再比如抽动症的病人,是以白天发作为主,所以就早上服三分之二,晚上服三分之一,这些方法都会影响量效关系的评价。

三、儿科量效关系研究的方法

如何研究儿科用药的量效关系,我们尝试并初步归纳如下几种方法。

1. 数据挖掘

基于文献信息数据挖掘,进行中药量效关系研究。

2. 经验总结

基于名老中医经验开展中药量效关系的研究。这是一个很好的途径。从大的行业来看,中医多是在肯定疗效的基础上,再开展它的量效研究,然后返回临床,更好地指导临床,提高疗效。基于老中医经验这方面的研究是一个很好的例子。

3. 临床试验

我们承担的"麻杏石甘汤治疗小儿肺炎量效关系的临床研究"就是采用多中心的试验方法,总结原方配比的麻杏石甘汤的剂量与疗效的关系、不同药味剂量变化与疗效的关系,以及随症施量与疗效的关系。

总之,量效关系的研究是一个很重要的问题,还需要我们共同努力,做大量的工作,才有望解开这个不传之秘。

● 李东垣方临床应用举隅 ●

李发枝

大家知道,李东垣是脾胃学说的宗师。临床上我除了用《金匮》和《伤寒》方之外,也常用李东垣的方。先说"御寒汤"。"御寒汤"临床报道不多,我在杂志上几乎没有见报道过。御寒汤见于《兰室秘藏·眼耳鼻门》,原方主治"寒气风邪伤于皮毛,令鼻壅塞,咳嗽上喘之证"。

原方的量和现在常用的量不一样,我这里说说我常用的量:羌活 10 克、白芷 10 克、防风 10 克、升麻 10 克、黄芪 50~60 克、苍术 12 克,黄柏 10 克,黄连 3 克、党参 10 克、陈皮 10 克、款冬花 12 克、炙甘草 10 克。

原方里面有佛耳草。佛耳草产于南方,在北方大多数药店都没有,我们医院里也没有,所以佛耳草我就没有用。但是,我治疗过敏性鼻炎的时候,往往加上麻黄,尤其是伴有打喷嚏、眼痒、鼻子痒、耳朵痒,甚至于咳嗽、哮喘。一般情况下,有流鼻涕打喷嚏的,也有对某种东西过敏,过敏性鼻炎有相当一部分没有汗,但是"御寒汤"所治的必然有汗,这个汗往往是自汗甚至是盗汗。所以,汗出是用"御寒汤"的必具症状,流鼻涕打喷嚏这种之前就有了。另外的用方指征是舌质不红,舌质是淡红或者正红,也就是说,一般情况下,舌质不红,不是一片热象,舌苔比较白,这是"御寒汤"治过敏性鼻炎的特征。除了常见的流鼻涕、打喷嚏、眼痒、鼻子痒等症状之外,还有脉象浮而虚,有汗出。如果没有汗这个方子用着就不合适。另外,如果是一般情况下,流鼻涕、打喷嚏,但是有的人怕热,流黄鼻涕。有黄鼻涕,就是有化热。有清鼻涕,伴见有黄鼻涕,这种情况下就不是完全化热,而是有化热的迹象,这个时候可以加冬瓜仁、鱼腥草,就是加清肺化痰的药。如果鼻塞的很厉害,再加细辛,一般我用 3 克。治疗过敏性鼻炎,除了御寒汤以外,另外还有多种治疗方法,比如黄煌教授所说的用桂枝汤治疗。我这里只是对于体虚感受风寒所导致的过敏性鼻炎的一种治疗方法。如果这个病人流鼻涕、打喷嚏、眼痒、鼻痒比较厉害,但是没有汗,舌苔白,舌质淡,那是偏于寒,我往往是用小青龙汤加减。另一个类型,过敏性鼻炎伴见有感染,这个感染比较重,包括上颌窦、筛窦有炎症,往往擤出来的是黄鼻涕,黄痰,伴有头疼,特点是上午疼得厉害,下午疼得轻,我用的是八几年《中医杂志》登过的一个陕西老中医的方剂,叫做谷精草合剂。过敏性鼻炎,我把它分成三个类型。第一个御寒汤型,这个有汗型非常多,特征是有汗出和脉浮而虚;另一个是无汗型;第三是伴有感染型。你会看到上颌窦或者筛窦有炎症,这个就是用陕西老中医的谷精草合剂。

这里我介绍一个应用御寒汤的病例,一个军人。2001年9月6日初诊,患者患有过敏性鼻炎十年,每年秋冬季发作,没有吃激素,吃一般的抗过敏药,开始吃的时候有效,但是以后再吃就没有效了。就诊时的情况是流鼻涕、打喷嚏、鼻子痒,稍微活动就大汗淋漓,舌淡红,苔薄白,脉浮而无力。服御寒汤三天以后基本上流鼻涕的次数都比原来好得多,七副吃了以后,到现在一年了,基本上就没有再犯。

第二个是急性支气管炎,或者慢性支气管炎,我这里写作急慢性支气管炎,咳嗽、吐痰,白痰或者是黄痰,但是仍然有一个特征,就是盗汗,另一个特征是遇风寒咳嗽加重,或者伴见有流鼻涕、打喷嚏,或者没有流鼻涕、打喷嚏,这里一般不加麻黄,如果伴见发热,可以加柴胡20~30克。如果是痰白量多加半夏10克、炒苏子;如果痰清稀,加干姜、五味子、细辛;如果是痰黄,加葶苈子30克、黄芩10克、冬瓜子30克、鱼腥草30克。寒热并用的方子,在古代《千金》《外台秘要》里非常多,实际上它就照顾到了寒热错杂。包括御寒汤,它不是御寒的吗,怎么会加了黄柏、黄连呢?我不好解释,因为李东垣当时他的方子想治什么我也不知道。如果是黄痰、黄鼻涕,加款冬花、鱼腥草。如果是黄痰,还是加款冬花、鱼腥草,另外再加黄芩。急性支气管炎,成人也有,特征是汗出,遇风寒加重,咳嗽,发烧或者不发烧是另外一回事。这个类型小孩非常多,晚上或者白天出汗出得非常多,一受风寒症状加重,我用这个方子治疗儿童也非常多。

这里举一病例,是慢性支气管炎,患者78岁,退休干部,她是2011年12月2日初诊,原来就有咳嗽、气喘,每年冬季发作。这次发作是一个月前,由于发烧、咳嗽送到省里的一家医院医院,诊断为慢性支气管炎。中西药并用,输液,又吃中药,又吃西药,三天以后不发烧了。但是咳嗽没有好,而且咳嗽越来越重,到以后出汗出得不得了,白天也出,晚上也出,尤其是晚上。咳嗽、吐痰,原来吐的是黄痰,后来用药就没有黄痰了。咳嗽和汗出,治了一个月无效后出院。出院以后经过别人介绍找我看。当时除了出汗,还喘,连楼都不能上,一上楼就憋得厉害,咳嗽、吐白痰,夜间盗汗。遇风寒则咳嗽加重,食欲不振,大便干,一天一次,小便是清的,出汗出得多,小便就少了。舌苔红,脉浮而虚,由于目前她是白痰,而且多。另外就是她原来就有咳嗽气喘病,每年冬季发作,从中医这个角度,原来就有痰饮,所以我用的就是原方加干姜12克、五味子12克、细辛3克、清半夏12克,吃七剂,汗出、咳嗽、吐痰都比原来好得多,继服14

剂后，咳嗽、汗出，基本痊愈。第二年复发，她也不用住院了，一般吃几副药就好了。所以，对于慢性支气管炎也好，或者是急性支气管炎也好，如果伴有盗汗或者是自汗，出汗比较多，遇风寒加重的就用御寒汤。如果急性支气管炎，伴有发烧，可以加柴胡，急性支气管炎加柴胡30克，另外可以加黄芩，可以加量大一些。

第三，艾滋病。我是从2002年开始介入中医药治疗艾滋病的。从我治疗将近十年的艾滋病的体会来看，尽管西医诊断为某种病毒而引起来的病，必须立足于中医辨证，而不要立足于抗病毒治疗。因为有无数次、无数个例子证明，单纯从抗病毒这个角度，不能说一点没有效，可以说效果不好。艾滋病的病毒和一般的病毒不一样，和过去中医说传统意义上的传染病也不一样，它根本就不是温病，所以现在从温病学角度来寻找治疗艾滋病的例子，到目前没有一个成功的。河南从目前来看，治疗将近5000例艾滋病，用益爱康胶囊，仍然是用古方，通过辨证求因，审因论证，最后组成一个处方。从目前来看，中药治疗后，病毒含量前一年、二年没有降，大概从第三年开始，病毒数量有明显的下降。这个药从实验室的结果来看没有效，不抗病毒，但是最后达到了病毒数量下降的目的和作用。当然，它是随着症状逐渐减轻，最后达到病毒载量下降的。对于病毒感染性疾病，不要立足于抗病毒，而要立足于中医原来的、固有的辨证思维。艾滋病外感的病人非常多，往往会导致脾肺气虚，会有不同的变化，会有不同的表现。它的特征是在发病的过程中反复感冒，感冒的时候出现恶寒、发热、头疼、流鼻涕、打喷嚏或者流黄鼻涕，另外还有一个就是汗出，或者咳嗽吐白痰或者黄痰。这个还是先用御寒汤，我这里把黄柏变成黄芩，用12克黄芩，另外加柴胡20克。如果有黄鼻涕加用冬瓜子、鱼腥草。这个病人42岁，他是2004年确诊为艾滋病感染，2005年开始服抗病毒药，2009年出现反复感冒，每月发病大概一到两次，一发病就是流鼻涕、打喷嚏，或者流黄鼻涕，或者流清鼻涕，头疼。他来看的时候，当时流黄鼻涕、发烧、汗出无痰或者吐白痰，舌淡红，舌苔黄。我用"御寒汤"加柴胡20克、葛根20克，又加冬瓜子30克、鱼腥草30克。我是每周去中医院出一次艾滋病专题门诊，每次要看五、六十个病人。这个病人复诊的时候，基本上前面的症状都消失了，但是仍然有出汗，所以把葛根、柴胡、冬瓜子、鱼腥草都去了，又吃20多副，症状就全部没有了。类似这样体虚感冒的艾滋病病人非常多，有好多都是一洗头，马上就头疼、咳嗽、流鼻涕、打喷嚏、发烧，我现在在艾滋病用这个方也用得比较多，但仅限于气虚感冒。御寒汤，我说了三个病或者症，一个是过敏性鼻炎，一个是急慢性支气管炎,一个是艾滋病体虚感冒,突出的特征必然得有汗,而且这种有汗,还触冒风寒后加重,这是辨证的一个要领。

第二个是清燥汤。清燥汤跟前面的御寒汤一样,在杂志上很少见到有报道。《脾胃论·湿热成痿肺金受邪论》:"六七月之间,湿令大行,子能令母实而热旺,湿热相合,而刑庚大肠,故寒凉以救之。燥金受湿热之邪,绝寒水生化之源,源绝则肾亏,痿厥之病大作,腰以下痿软瘫,不能动,行走不正,两足敧侧。以清燥汤主之"。清燥汤里面它的药物剂量和我现在用的药物剂量也不一样。我用的是党参15克,苍术、白术各15克,黄芪60克(这里面也可以看到一个量效关系,就是个别药量大,有的量小),升麻10克,柴胡10克,陈皮10克,当归10克,黄柏12克,黄连3克,猪苓15克,茯苓15克,葛根30克,萆薢30克(我这里加萆薢30克),炙甘草10克。它主治的是痿症。我用清燥汤最早治的一个病就是脊髓型椎间盘突出,是一个48岁的农民,2001年5月5日初诊,下肢痿软无力进行性加重两个月。他在中医院住院,做了核磁,最后诊断为颈4、5和颈5、6椎间盘突出脊髓型,建议他做手术治疗,他走访了几个做过颈椎椎间盘突出手术以后的病人,有一部分效果非常好,有一部分人效果不好,而且有的人病情会加重,所以他害怕了,不想做手术,找我来了。当时两个人搀着他,形体消瘦,下肢痿软无力,行走不便,脚底跟踩棉花一样,还好没有影响到大小便,舌淡红、苔薄白。所以当时就开了上面的原方,第二次来的时候,下肢较前有力,行走不需要人搀扶了。虽然走得慢,但是能走了。以后就吃这个方,四个月,病人完全恢复正常,但是没有再做CT,不知道这个椎间盘突出好还是没有好。

由于我根据治这一例的体会,以后我就用这个方加减治疗颈椎病。因为颈椎病的表现症状多,有的头晕,有的头疼,有的耳鸣,有的手麻,但是脊髓型的严重的会导致下肢瘫痪,痿软无力。当时我治疗这个病例,没有考虑他是不是脊髓型,那是西医的诊断,中医就按中医的痿证治疗。以后我治颈椎病,就在这个方里面,我把茯苓、生地、麦冬、五味子、猪苓、神曲、萆薢去掉,用来治疗一般的颈椎病,包括颈椎生理曲度变直或者颈椎椎间隙狭窄等,表现为头晕、头疼、手麻等症状,但把那些养阴药、利水药的用量减小,把猪苓也去掉。如果出现耳鸣,确实是颈椎病,而不是神经性耳鸣,就是颈椎引起的耳鸣,可以加五味子、蔓荆子。如果是手麻的或者上肢麻可以加白芥子或者苏子或者炒牛子,这三子有不同的用法,如果偏于寒或者说没有热,用白芥子;如果稍微偏点热,用苏子或者炒牛子,凡是麻的过去都叫气虚有痰,可以加一些化痰药。颈性眩晕,如果晕得厉害,可以把泽泻的用量加大,用到 40~60 克。实际上是合上《金匮要略》的泽泻汤。

第二个病例是治艾滋病合并空泡性脊髓病。病人 38 岁,因为四肢肌肉持续萎缩住院,经 CT、核磁共振检查,确诊为艾滋病合并空泡性脊髓病。这个病西医没有办法,住院一段时间后,吃了一些营养的药,医生就说:你回去吧,该准备什么就准备什么吧。实际上衣服(寿衣)都给他买好了。他回去以后又住到乡医院,请我去给他看病。这个病人有有偿献血史,以前未作艾滋病筛查,住院时才发现并确诊艾滋病,但未用抗病毒药。我第一次给他看的时候,卧床不起,双上肢能活动但抬不起来,有触电感,双下肢痿软无力,肌力为零,周身没有力气,大便四、五天才一次,很干,尿黄,舌质红,苔白。当时他在传染病医院,带的有抗病毒药,但一线抗病毒药吃了以后吐得非常厉害,反应非常大,回来以后就把抗病毒药暂时停掉了。先不恶心、先能吃下去饭再说,只用中药:党参 20 克、苍白术各 15 克、黄芪(这个用量要大)80 克、升麻 10 克、柴胡 10 克、陈皮 10 克、当归 12 克、黄柏 12 克、黄连 3 克、猪苓 15 克、泽泻 15 克、茯苓 15 克,加进去枸杞子 30 克、甘草 15 克。我是一周去一次,到第二周,8 月 7 日,胳膊能抬起来了,自己会下地,下肢能够挪动了,精神也比原来好得多。于是,上方又加了葛根 30 克、扁豆 30 克、萆薢 30 克。三诊的时候,病人在床上能够翻身了,面色红润,语言清晰有力,上肢也能高高举起,下肢抬举有立,但是站不起来,饮食增加,易出汗,大便四五天一次,但是不太干,小便正常,舌质淡、苔薄白,脉沉。上方去扁豆、萆薢,加山萸肉 30 克。以后以上方为基础加减出入,病人一星期比一星期好,9 月 11 日可以下地行走。在医院一共治了一个月,基本上能走了,能走就能回家,回家这个病人吃了几个月药,一直到 11 月 27 日停药,完全正常。以后她因为月经病又去找我,得知原来的病没有复发。

艾滋病有很多并不能明确诊断的病,我干了十几年了,遇到很多艾滋病的其他合并症,积累了一些经验。上个月,有一个艾滋病病人,双腿无力,去的时候也是需要人搀着,但是上肢没有问题。在县医院做的核磁,说是腰椎间盘突出。我的一个学生也去了,他是搞神经内科的,我说:你看看他像不像椎间盘突出。椎间盘突出在一般情况下会腰疼得厉害,或者腿疼得厉害,但不会出现双下肢无力。他准备住院,按椎间盘突出治疗做按摩。我建议他最好不要按摩,先开 7 副药,下次看看轻重再决定是否住院不住院。一个星期之后,病人大步走着来了,我的那个学生就非常吃惊,这种药一星期就会变这么好?!由于诊断条件的限制,我也不知道这个到底是什么病,但是就是中医的痿证。所以,对于西医所说的某些病症,如果诊断为痿证,可以用清燥汤。我还用清燥汤曾经治疗过四个脊髓肿瘤,仍然是痿证,确实有效,这四个基本上都好了。但是刚才我说这个病例,因为经济原因没有做核磁共振,能不能算痊愈不好说。从症状上看是好了,能走能干活了,所以我想清燥汤对于脊髓的某些病症,很可能有它的一些作用。

我用当归拈痛汤主要用于治痛风,我用的量是当归 12 克、知母 15 克、葛根 15 克、猪苓 15 克、泽泻 15 克、黄芩 20 克。这个方或者用猪、茯苓各 10 克,或者用苍白术各 12 克、黄柏 12 克、黄芩 12 克、升麻 10 克、炙甘草 10 克。原方没有黄柏,这个黄柏是我加的。大家知道,如果痛风疼得厉害,一般大多数在脚上,我还见过在手上、胳膊上、背上的,但是大多数都在大踇趾,红肿热。最初治痛风,我见红肿热疼,就想清湿热,结果腹泻严重,可疼痛一点都没减轻。以后我想着李东垣说是脚气——过去脚气分湿脚气、干脚气——这个病例就是湿脚气。这个病人是个干部,他是最初出现间断性的右脚趾的踇趾关节轻微肿疼,病人没有注意。头一天吃了火锅,喝了啤酒,第二天夜间突然疼得不得了,右踝关节也红肿疼,舌质红、苔滑腻,诊断为痛风性关节炎。他吃到第三剂药的时候,肿疼基本上还有,但不红了,疼痛比原来减轻了。一周治疗以后,基本上肿、疼、热都减轻了。我的体会是,治疗痛风不能用补药,尤其是补肾和补气的药,我的体会是不能用,清热利湿是最重要的。

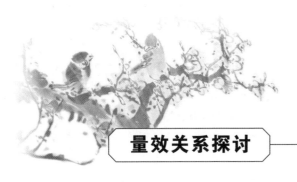

● 经方用量漫谈 ●

黄　煌

今天我要结合经方来谈谈量效关系方面的一些经验和看法。

首先我希望在坐的各位专家,能一起呼吁社会关注《中国药典·一部》规定的药量问题。临床工作非常复杂,疾病不同,体质不同,气候不同,药物不同等,用量都要发生变化,这样才会有效果。《中国药典·一部》中中药饮片用量和我们临床应用的实际用量差距很大。《药典》中最小量和最大量的区间约是1:3,有时最小量是3克,最大量是9克。我曾在1998年对330名全国名中医进行了一次问卷调查,结果显示这些名中医常用药物的区间一般在1:5到1:50,甚至有1:100。按照仝小林教授的研究结论,张仲景时期的一两相当于13.8克,那么小剂量约用10~12克,大剂量约用30克。相比之下我们临床用药就有点缩手缩脚了,希望能尽快把区间放宽到1:5到1:10。

我们都知道中医的难题非常多,其中量效关系是最难的,也是最难说清楚的。有人说中医不传之秘在于用量,因为中医最说不清楚的就是用量。症效关系我们尚且说不清楚,更何况量效关系,它涉及的因素实在太多了,有药物本身的问题,如:药物的配伍、质量、炮制、煎服等;与病人相关的:病人的体质、心理、居住地等。疾病不同,用量也不同,这些方方面面的影响因素实在是太复杂了。

但是我们总要找一个规律,总要有一个规则来指导一门学科的发展。这次会议是一个非常好的机会,哪怕我们一次讨论得不是很清楚,我们可以讨论两次、三次,一批人讨论不清楚,就请更多的人来讨论,慢慢来,我们一定会把中医很多技术性难题搞清楚,这样才有利于中医长足的发展。

今天我从张仲景《伤寒论》、《金匮要略》这两本书的用药原则来谈一下几味药的量效关系。

首先说说黄连。

在我对全国名老中医的方药进行调研时,发现在常用药中黄连排列第五,也就是说,黄连是个非常重要的药物。它在张仲景的书里有大剂量、小剂量使用,大剂量黄连用来干什么呢?用来除烦的,因为张仲景没有什么清热泻火的概念。黄连阿胶方是在伤寒方、金匮方中黄连用量最大的方,用到4两,"心中烦不得卧"就是大剂量使用黄连的指征,烦躁不安,睡不好觉,爬起来躺下去,焦虑烦躁,这时可用黄连阿胶方。所以,后世常在一些急性传染和感染性疾病的急期,出现中毒性脑病、烦躁、昏迷时,大剂量应用黄连。如黄连解毒汤,黄连用量最大,达3两,其他清热解毒药,栀子、黄柏的用量是2两,属于小剂量。在治疗痢疾重症、红白脓、浮肿脚痛等疾病时,黄连的用量也非常大。我觉得,张仲景当时用黄连阿胶汤治疗的可能是痢疾重症,病人没办法睡觉,经常拉黏液脓血便,这时黄连要用大量才有效。明朝名医缪仲醇治疗痢疾用滞下如金丸。滞下是古时下痢的另一种说法,滞下如金丸就是单用黄连研粉做成丸药,每次吃4钱,4钱黄连量也不小。

黄连还可治疗失眠。山西大同名中医田隽认为,黄连镇静安神的作用非常好,常用于一些失眠、烦躁、注意力不集中、强迫症的患者,在辨证组方的基础上加10克黄连。10克黄连不少了,黄连是天下第一苦药,把它按照1∶20万倍的比例稀释,黄连水依然有苦味,所以我们称黄连是天下第一苦药。所以说黄连除烦的作用非常好,现在日本用黄连解毒汤治疗老年性痴呆,能够明显减轻老年性患者的焦虑、烦躁情绪,也就是我们讲的除烦作用,确实黄连能让人睡好觉。

《神农本草经》把黄连列为上品,说它久服令人不忘。确实吃黄连后记忆力会变好,现在好多年轻人老是记不住东西,不是肾亏,也不是心血不足,而是心火旺。记忆力差、烦躁、郁闷、眠差、舌红,这种心肾不交的失眠用交泰丸治疗是有道理的。黄连是关键药,而且用量一般都较大。大剂量应用黄连除烦,这是张仲景的经验,也值得我们细细去体会。现在精神、神经系统疾病非常多,黄连大剂量使用值得我们探索。

小剂量黄连干什么?用来除痞,如半夏泻心汤治心下痞,黄连只用1两。在治疗消化道疾病时黄连用量不能多,用量多病人胃里会不舒服。有人治胃病,用黄连动辄10克,甚至15克是不行的,用黄连我们建议2~3克,不超过5克。夏奕钧先生喜欢用黄连,号称"夏川连",他治疗胃病用一般用5分黄连,有时用3分,5分是1.5克,量非常少,但确实有效。所以,从这个张仲景黄连大剂量使用和小剂量使用的规则来看,决定黄连用量的关键在哪里? 在其"病",病不同,量就不同。急性感染性疾病、传染性疾病出现精神症状时,可用大量黄连;治疗慢性疾病,特别是一些消化系统疾病的时候,黄连的用量要小。

这应该是一个规律,当然还有其他的规律,对这个药物治疗的疾病我们还没有进行广泛深入的调研,到底黄连对哪些疾病有效? 这个问题值得我们去研究,临床研究、药理研究、实质性研究、动物实验,这些"是什么的"研究我们做得比较少,"为什么的"研究做得比较多。而我们的临床医生最需要了解"是什么",就是黄连的主治疾病。我临床上常用葛根芩连汤治疗糖尿病烦躁、下痢拉肚子,黄连用 5 ~ 10 克,效果不错。有的病人血糖高但不拉肚子,用葛根芩连汤也有效,当然这是我的经验,我们还在探索。黄连这味药非常好,很值得研究。但是据说新加坡是不允许使用黄连的,这是非常令人遗憾的,这么好的药不能使用,中医的长处就不能得到充分的发挥。

再说说麻黄。

张仲景用麻黄也有大量小量之分。大量的麻黄发汗,大青龙汤治疗无汗烦躁,麻黄用到 6 两,除了发汗以外还可利水,麻黄的利水作用也非常好,如越婢汤,一身尽肿,全身肿时麻黄用 6 两,6 两的量是非常大的,按照 1 两等于 3 克的保守标准来换算的话,6 两就是 18 克麻黄,但现在我们用麻黄都没有用到这个剂量。我也看到过很多报道,大剂量使用麻黄以后,很多浮肿就消退了。据说这次流感有很多人用大青龙汤,大青龙汤中麻黄有 5 分,用 2 ~ 3 克不起作用,就是要大剂量使用。《中国中医药报》报道当年毛泽东主席在青岛感冒,发烧不退,西医没有办法,请山东老中医刘惠民,刘惠民看到主席体质非常好,就用大青龙汤,两剂病愈,主席非常高兴。

小剂量麻黄张仲景怎么用? 他用来治痒。如桂麻各半汤,麻黄只能用 1 两,合 6∶1 的比例。这个张仲景是有讲究的,技术含量非常高。这些汉朝的东西我非常喜欢,为什么? 求实,大家有机会可以到江苏徐州龟山汉墓看看,那里的两个甬道中心线一直到西南才相交,也就是说这个甬道搭得非常直,塞在甬道里面的石块天衣无缝,我们只能惊叹汉朝工匠们的高超的技艺。同样,我们能从量上看出经方的精妙之处,并不像我们的教科书,对用量不是很关注。陈修园先生讲的"下手工夫"就是技术型的东西,现在我们都不大重视了。并不是说不要研究理论,理论是要的,但是更重要的是技术,所以从张仲景的用药来看,用量上的变化非常大,而且都很讲究。桂麻各半汤用来治痒时麻黄用小剂量 1 两,温阳用麻黄附子细辛汤,这里麻黄是不能大量使用的,按小剂量用 1 两,疗效确实不错。我用麻黄比较多,现在的人缺少运动,饮食过分肥腻,所以麻黄证也越来越多。据说现在多囊卵巢综合征患者越来越多,有些大学生脸上痘痘老是不退,月经两三个月不来,体毛变多,体重增加,怎么减肥都无效,检查发现是多囊卵巢综合征。治疗这些患者我的经验就是要用麻黄,用含有麻黄的葛根汤。又如:麻黄附子细辛汤、麻杏石甘汤,这里面都有麻黄,麻黄能通阳驱寒,效果不错,用量不需要大。用了麻黄以后多囊卵巢的患者往往月经就来潮了,麻黄能催月经、发汗、通经,对多囊卵巢综合征的作用机制值得我们深入探讨。

同时小剂量麻黄还可用来治疗一些皮肤病,我们用量用得比较大,但不像大青龙汤那么大。现在孩子的皮肤病非常多,我发现小儿异位性皮炎的痒是遗传性的。过敏性皮炎非常麻烦,小孩经常搔抓,搔抓以后又会引起疹子,往往眼周皮肤增厚,像胎癣一样,这个其实没有什么好办法。我发现对这些孩子要用麻黄,按照张仲景的思路来,我常用麻杏石甘汤或防风通圣散治疗这类皮炎瘙痒。现在冬天的皮肤病也非常多,有一个病人银屑病非常严重,全身广泛性的红斑,奇痒无比,焦躁不安,用什么呢?我用防风通圣散,麻黄用 15 克,量比较大,很快就控制了病情。防风通圣散是一张后世方,但是有经方的基础,我治疗了很多这类皮肤病都很有效。这个用起来非常简单,就是用于无汗的病人,皮肤干燥,不容易出汗。通过对仲景麻黄方的应用,我发现决定麻黄用量的关键在于体质。它和黄连不一样,要用好麻黄的关键在人的体质。麻黄这味药有毒性,而且反应非常强烈。我们的学生都自己尝药,有一个同学吃了45 克麻黄,一晚没睡着,我感觉他的体质不是麻黄体质。另一个同学用附子用到 125 克,自己尝,后来眼睛看不见,看到的图像是黑白的。中医不尝药,只学理论怎么行?我不是从"理法方药"开始的,我是从"药方法理"开始,从药开始,尝、试。麻黄要想用好的话,要看体质,体质不同感觉不同。我体会到张仲景用麻黄的几个客观指征,这很值得我们去研究的。

第一个就是黄肿,一身面目黄肿是张仲景用麻黄甘草汤的重要指征。甘草麻黄汤就是甘草和麻黄两味药,张仲景用来利水。我们通过望诊发现,患者脸色发黄、发暗,全身浮肿,身体里是有水的,这种状况用麻黄最有效,也最安全。美国为什么禁止使用麻黄?就是因为刚开始认为它是减肥的好药,很多减肥药里都用麻黄,有效,但有几例死亡病例,所以美国禁止使用麻黄。其实他们没有抓住使用麻黄的客观指征,那就是体质。

第二个是无汗,怕冷没有汗,但是无汗是最关键的。为什么?恶寒是自觉症状,不容易抓住,无汗才是最关键的。病人说的出不出汗不算数,我们要按摸出来的无汗。我也讲过要把病人的口语转化成术语,这个非常关键。这种能力很重要,我们得培养,才能归纳成我们自己的经验。我发现无汗的病人都比较粗壮,皮肤较黑,像李逵、鲁智深那样,不像林黛玉或杨贵妃。现在病人的脸看不出来,特别是女性化妆很不真实,看病人的皮肤便真相大白,皮肤干燥得像鱼鳞,有体毛,冬天皮屑很多。这种就是麻黄体质,皮肤刺刺的或抓过后皮肤有白色划痕,就叫无汗,这个要靠自己的手摸出来。

第三个指征是脉象,这个至关重要。大青龙汤的脉象是紧,紧是有力,心功能好。麻黄对心脏特别敏感,房颤的病人动不得,就算是像李逵那样体质粗壮的人,如果他有房颤的话,大剂量用麻黄马上就会出问题,扩张型心肌病等根本就不能用麻黄。房颤的病人对麻黄非常敏感,所以张仲景在大剂量使用麻黄时,一定要辨脉,脉弱的时候不能用,血压不稳定、心功能不全、房颤的患者绝对不能用。我曾经用过,这个初看像个麻黄体质的老头,相当粗壮,有一点浮肿,但是我忽略了他有房颤,用了一点点麻黄,还加了黄芪,这个病人还是有明显的感觉。

所以从张仲景用麻黄治疗一身面目黄肿、恶寒无汗及脉象来看,他描绘了一种体质,我们叫麻黄体质,这是我们安全有效使用麻黄的一个重要指标。麻黄体质就是体格粗壮、肌肉发达、皮肤干燥、不容易出汗、心肾功能好的,这种人用麻黄是比较安全的。

很多疑难杂症一般方子治不好,我就经常用麻黄。比如遗尿,有些青少年遗尿很麻烦,用药没有效果,用什么?就用麻杏石甘汤或麻黄附子甘草汤。满脸痘痘的患者清热解毒没有效果,必须使用麻黄。我看到过一个报道,上海的许士彪教授,他用麻黄治疗脑梗、脑出血、中风偏瘫,这是很有胆量的。他有一张方叫通脑方,可惜药物组成他没有完全公布。这个通脑方是主要由麻黄、桂枝、细辛、川芎、甘草组成,这里有古时汉唐方的影子,续命汤就是用来治疗脑血管疾病的。但现在我们碰到脑血管疾病都讲活血化瘀,用丹参,这是很有问题的,古时候的治疗不只用丹参,也不仅仅清火,还要通阳。

下面我再说说黄芪。

黄芪是我们全国名中医最擅长使用的药物。从经方看,用黄芪的方都在《金匮》,《伤寒》里没有,这个提示什么?慢性病才用黄芪。《药典》规定黄芪的用量是 9~30 克,而 330 位名中医的用药经验是 6~250 克,区间非常大。张仲景用黄芪有三个剂量,最大剂量的黄芪方是芪芍桂酒汤,黄芪 5 两,治疗出汗、黄汗,这个汗做到什么程度?衣服上有汗味,像黄柏那样的汗渍。汗越多,黄芪的用量越大。大剂量黄芪还可用来利水,治疗下肢、全身浮肿。这些都被后世的临床实践所证实,如止汗民间单用黄芪,加红枣,煮汤确实止汗。后世也有大剂量用黄芪来利水的,清代陆定圃《冷庐医话》中记载,有一个病人全身浮肿,奄奄一息了,用大剂量的黄芪煮粥喂服后,很快小便非常多,肿退了,人也清醒了。这些经验后世医生用得更多,特别是岳美中先生,他大剂量用黄芪治疗肾病,消除蛋白尿,用大剂量黄芪30克煮粥降压。一些老年人舒张压高,难降的,可用大剂量黄芪。我们江苏省中医院的胡主任认为黄芪、葛根大量使用能降压。我也发现黄芪、葛根用60克治疗一些中老年人的舒张压高,特别是伴浮肿的,效果很好。

当然还有大家非常熟悉的大剂量黄芪用来治疗中风偏瘫,补阳还五汤黄芪要用到4两,如果按1两等于30克来计算,要用到120克,如此大的剂量确实用得比较少。当然这个剂量还不算最大的,我老家一个皮肤科老中医叫孙泽民,他用过一斤黄芪来治疗皮肤病,具体情况不是很清楚,我只是看到他方里有一斤黄芪,要用大的钢精锅煎药。大剂量的黄芪在使用时要非常小心,我发现大剂量使用黄芪后会出现食欲下降和腹胀。我曾经治疗过一个老人中风偏瘫,体态肥胖,多汗,被子里全是汗,没详细问诊就给他用了大剂量的黄芪。结果第3、4天打电话来说老太太不肯吃饭,本来食欲挺好的,现在胃里不舒服,我就赶快去掉黄芪,之后情况有好转。

大剂量黄芪加上肉桂,可治疗糖尿病病人低血糖和心慌。很多糖尿病病人常有饥饿感,吃了很多东西都吃不饱,心慌手抖,这个时候大量黄芪一定要用,能够改善病人的症状低血糖。一些心慌的症状,像黄芪桂枝五物汤或防己黄芪汤都可大剂量使用黄芪。

黄芪中等剂量是治疗血痹的。黄芪桂枝五物汤黄芪用3两,主治身体不仁麻木,是古代治疗血痹病的一张专方。经典方证的第一个关键词是"血痹",内在可能就是血痹——血脉的闭塞,外在张仲景提出了身体不仁,麻木不仁感觉迟钝,有人有皮肤增厚的感觉,这是一种比较常见的身体不仁,包括异样的感觉,如瘙痒、酸麻胀,甚至疼痛、蚁行感、烧灼感、热感等等,都可以使用黄芪桂枝五物汤。第二个关键词是"尊荣人",指养尊处优、缺乏体力劳动、社会地位比较高的人,特点是骨弱肌肤盛,骨弱并不是骨头软,而是说他赘肉多,没有力气,肌肉不发达,肌肤盛就是胖,疲劳汗出,耐力差。

小剂量黄芪的使用,只用一两半。治疗虚劳里急诸不足,代表方是黄芪建中汤。桂枝 3 两,黄芪用量只有桂枝的一半,药量非常小。虚是瘦,劳就是诸不足,不足人就消瘦,所以大剂量黄芪我们在临床上治疗水多的胖人,一些瘦弱的人也可以用黄芪,但是黄芪的量不能过大,只能小剂量使用。现在回想起来我以前没有抓住关键,以为久病或免疫力不足就气虚,这是错的。

到底应该如何用黄芪? 如何大剂量使用黄芪? 我认为关键还是辨体质,所以我提出一种黄芪体质。黄芪是调体质的药,我有以下几点体会:第一个是摸肚子。腹诊并不是日本汉方医的专利,张仲景时期就用腹诊了,如大柴胡汤的腹证就是"心下按之满痛"。用黄芪我一定要腹诊,如果肚子松松软软的,手可以伸进去,甚至立位肚子是下垂的,晃臂膀时可以出现"蝴蝶袖",这种人用黄芪最合适。这个也可用来辨别黄芪和大黄,大黄腹诊就是硬、痛,黄芪是松软、不痛;第二个是问食欲。如果病人食欲好,食后无异常,不伴腹痛、腹胀,食后仍有饥饿感,乏力,少食则饥饿心慌,这时大剂量使用黄芪绝对好,能使食后饥饿感减轻,食量减少,人依然有力气;第三个是看腿。黄芪体质的腿易浮肿,凹陷性水肿,很多有浮肿的肾病患者,我们用黄芪是很有效的;第四个是问汗。有些病人易出汗,夏天浑身都是湿的,如果是运动或吃饭后全身的大汗,这时也可用黄芪。

用黄芪时也要参考疾病,就是说什么时候可以大剂量使用黄芪,我发现肾病的患者可以。北京有一个医生叫陆仲安,治疗一个全身浮肿的患者,用了大剂量 4 两黄芪,浮肿就退了,西医没有办法,但是中医就能解决,是大剂量黄芪解决的,但是只限于肾病的浮肿,肝病的浮肿就无效。孙中山先生患肝癌,有腹水,陆先生去了以后还是用了大剂量黄芪,结果第二天肚子胀得更厉害。所以成也黄芪,败也黄芪。这就是没有掌握好疾病,肝病水肿用黄芪是没有办法的。

至今,我们还在笼统地使用许多经方和常用药,麻黄、黄连、黄芪、附子、桂枝……,桂枝汤、麻黄汤、葛根汤、黄芪桂枝五物汤、大柴胡汤、小柴胡汤……,到底怎么用更有效更安全? 很多还说不大清楚,这也让我们在教学时感到非常难。我的个人经验有限,我不可能只讲我的经验,我要吸收各家的经验。上个世纪 90 年代末,我们曾经对全国名老中医进行了一次问卷调查,目的就是总结他们的经验,调研他们最擅长使用的药物、方剂和用法。尤其是药物,什么时候必定使用? 什么时候不能使用? 最大量是多少? 最小量是多少? 调查结果编成了两本书。一本叫《名中医论方药》,这是我和中研院史欣德教授共同主编的。还有一本叫《方药心悟》,是江苏省名老中医的经验总结。这两本书都是江苏科技出版社出版的,这里都有很多量效关系的论述,可供大家参考。

中药治疗重度黄疸型肝炎的量效关系研究

汪承柏

我1960年开始从事重度肝炎的诊治,今年85岁了,如果讲得有错误,可能因为记忆力思维毕竟受了一些损害,请大家谅解。我今天重点介绍行气破血药治疗重度黄疸型肝炎。我想先把这个情况介绍一下。1960年,院里给我一个任务,把全院重度肝炎集中到一个病区由我来管,并负责会诊院外的重度肝炎。1960年那个时候,从西医角度来讲,确实没什么好办法治疗重度肝炎,病死率很高,有时候一晚上死五六个,因此,我下决心自学中医。学了基础理论以后,把四大经典著作,还有三四十本古代医家的著作就都学了。经过几年的努力,我发现单纯用西药效果不是很好,用中药"茵陈蒿汤"也没有发现有什么好的效果。

茵陈蒿汤是张仲景《伤寒论》里写的,如果我们照他的原文来体会的话,它的病因病机组方说得非常明确。原文说:"阳明病,发热汗出者,此为热越,不能发黄也。但头汗出,身无汗,剂颈而还,小便不利,渴引水浆,此为瘀热在里,身必发黄,茵陈蒿汤主之"。从这个条文里面我就体会到三个问题。第一,它的发病是以湿热为主。第二,它有三个症状,就是头汗、身无汗、剂颈而还,小便不利,渴饮水浆。这三个症状必须全部具备,缺一个都不行。其中小便不利,我看了三十多本著作当中,大概都提到有一个问题,"诸黄皆小便不利,唯血瘀发黄小便自利也"。我们所碰到的急性肝炎和慢性肝炎都有小便不利。其中有一本书里有一句话:"黄疸从外观来看,脉象基本相同,但小便不利者为湿热发黄,小便自利者为血瘀发黄。"我们想到慢性肝炎,特别是病程久的急性肝炎,黄疸必然有小便不利的问题。小便自利和小便不利是鉴别血瘀发黄和湿热发黄的重要指标。因此,我们在问病史的时候,就必须仔细了解患者的每个细节。通过总结从1960年到今年我治疗过的300多个病例,我发现三个问题:

第一,病程长。按照中医的话讲,"病久必瘀"。也就是说,病程长可能引起血瘀。"血瘀在内,则时时发热而发黄",在瘀久化热的同时,必然会引起黄疸,持久不退,或进行性加深。因此,我想到怎样找到一个能够行气破血或者行气活血的、又能凉血的药物呢?我在七十年代,根据这三个特点,病程长、血瘀重、里热盛,都跟黄疸的持续不退有关,因此,我创建了凉血活血重用赤芍的方法。在六五期间,由中央科委、中央卫生部指定我作为全国中医中药治疗肝病的攻关小组组长,我这个项目被列为国家的攻关项目之一,收到了很好的效果,疗效大概是82%。黄疸不管是多高,第一步治疗都以重用赤芍为主。但是我们在六五、七五、八五承担项目之后,在七五期间就发现一个问题,黄疸很重的,血瘀证很重的病人,单独用赤芍,效果并不是太理想,只有82%的病人有效,但还有18%的病人,我怎么想办法把这18%病人的黄疸加速消退?因此在八五期间,我们就形成一系列治法,就是宣畅三焦,行气破血,温化水湿。按照《金匮要略》里面所说的,"其人背寒如掌大,苓桂术甘汤主之",所以我就从苓桂术甘汤中取两味药,一个桂枝,一个茯苓,再加上赤芍,治疗效果很好。第四个情况,就是长夏季节,节气阴历6月22日到8月22日,这是一年中天气热,下雨多,湿热比较重的时候,这个湿热弥漫三焦、胸脘痞闷、大便不爽,那就必须用三仁汤为主再加上赤芍。第五个就是阳虚,这个要用桂枝、茯苓。如果碰到黄疸指数很高,超过500以上的,单独用赤芍,效果就不是非常理想。因此我们就想到一个问题,既然这个类型的病人,以血瘀为主症,一个是小便自利,一个是舌下静脉增粗延长,这是血瘀证很重要的两个指标。所以我们就想必须要加强行气破血的药。"血瘀在内,则时时发热而发黄",如果是热邪不除的话,黄疸永远退不下来。到了八五期间,我们进行了一系列治法,包括慢性重症淤胆性肝炎、慢性重症肝炎等,共350例,就没有一个失败的病例,全部的黄疸都治愈了。所以,"八五"课题验收时我们获得了国家八五攻关重大成果奖,然后八五结束的时候基本上是1995年了,到现在治疗400多例,没有一个病例发生有意外的毒副反应,没有一个失误的病例。

今天我本来想把理论源流都跟大家介绍一下。我想大家都是学中医的,我的观点就是两条,中医主要重视什么东西呢?重视临床疗效。组方合适或者不合适,一个关键就是效果好。所以今天我就不打算讲前面的内容,就给大家介绍三个病例。

第一个病例,一个女孩子,慢性肝炎。1997年病情突然加重,8月份住院。住院以后用了很多药物,其中包括抗生素。后来黄疸逐渐加重,每天下午发烧,到了11月,黄疸指数达到了1284,凝血酶原活动度低于20%,因此下了病危通知。后来他们请我去会诊,我就要求必须把原有治疗全部停掉,用中药治疗。因为我是搞西医出身,50年代,我就分析这个病人,为什么入院时候的黄疸不重,住院15周,黄疸就升到1284了呢?我们按照西医的还原论来分析病情,我认为这个病例的主要问题就是慢性肝病的基础上,从入院开始就用了抗生素,一直用到请我去会诊的时候。第一次用的是氨苄。大家都知道氨苄对消化道来讲,是作用于胃肠,它对大肠杆菌没有杀灭的作用,因此它就破坏了有益的细菌。人体的细菌有四百多种,总数量是4000多亿,在胃肠道细菌分为三种,有害的、有益的、无益无害的,可是它把有益的细菌都破坏了。有害的细菌——大肠杆菌就到了腹腔。因此治疗一周以后就形成了腹膜炎。腹膜炎是大肠杆菌引起的,大肠杆菌是革兰氏阴性细菌,可以释放出大量的内毒素。然后改用了两种抗生素,腹膜炎就好了。但是为什么每天下午两点钟左右开始发烧?体温到八点钟左右高到39度、40度,然后到12点左右体温就正常了。于是又改抗生素,但体温还是照样升高,最后用到泰能。但泰能的作用还主要针对革兰氏阴性菌。这样的话产生大量的内毒素,引起内毒素血症。内毒素血症为什么会引起黄疸加重?会引起凝血酶原活动度连续十个礼拜低于20%?因为内毒素它有几个作用,其中一个是它可以产生慢性DIC,慢性DIC就把凝血物质、血小板都凝聚了,所以使凝血酶原活动度降低,不是肝脏损害的问题,是内毒素血症的问题。

第二,内毒素血症引起的DIC,还可以使胆管发生炎症,因为它可以使胆管产生白三烯,它是一种炎症介导物质。所以这样一来的,时间越久,炎症越重,炎症越重,胆汁也排不出来。

第三,导致胆管痉挛,产生了血栓素A2,血栓素A2产生了以后,只有30秒就变成B2,B2也引起胆管痉挛,因此胆汁就排不出来。所以根据这三种情况,一个是DIC引起凝血酶原活动度降低。第二个情况,是胆管发生痉挛的病理变化,使胆汁排泄产生障碍。当时我就建议把所有治疗药物停掉,用点白蛋白,为什么用白蛋白呢?因为白蛋白能够物理性地吸附内毒素,使血里的内毒素凝聚在白蛋白的周围,但是这个不能够杀灭内毒素。这样用每天20克蛋白,就能够减少血液里面的内毒素,把内毒素吸附在白蛋白上面。所以内毒素血症就可以减轻,三天体温就正常了。

那么怎么来解决这个问题(消除内毒素血症)呢?我们用的药就是黄芪、茯苓、丹皮、赤芍,都是300克,还有桃仁、红花、三棱、莪术。其中中药对于内毒素有七种作用,有抑制作用、杀灭作用、排泄作用等。其中最重要的就是杀灭内毒素,你光是蛋白把它吸附不行,没法去掉。其中黄芪、穿心莲、金银花这三味药是杀灭内毒素效果最好的。他们问我有多大把握?我说三个月(会诊时间11月24日)后,争取回家过年,结果真是就出院回去过年了。所以我想在中医这个问题上,是不是一定要尊重古代处方的思路?因为我是自学的,自成体系。"继承不泥古,发扬不离宗"。我用黄芪、茯苓,是因为所有的肝病都要影响到胃肠,因此我用黄芪、茯苓来健脾。第二,黄芪本身有杀灭内毒素的作用。因此我们在用药问题上,就是要根据这个情况来进行。这是第一个病人,这是我一辈子中碰到黄疸指数最高的一个病人,凝血酶原活动度连续十周低于20%,所以才会下病危通知,这个可以理解。

第二个病例是江苏来的,34岁。他是肝功能反复异常30年,2007年11月11日来到我们医院。2007年6月份左右就开始肝功能异常了,到7月份的时候,发现黄疸升高300多。我经过检查以后发现,这个病人除了黄疸重以外,还有三个问题值得考虑。第一是有家族史,母亲有肝病,发生癌症的概率比较高。第二是小三阳,DNA阴性,有遗传历史的,癌变概率很高。第三是现在已经发病了,经过几家医院检查,已经诊断是弥漫性肝癌。后来就请我到他们科里会诊,其实也是给家属交代后事。我对她怀孕的妻子说,你丈夫诊断是弥漫性肝癌,因此不适用于做肝移植,而且黄疸很高,但是我会尽百分之百的努力来挽救他。那么这种癌症有一个很大的问题,除了本身有家族史以外,还有血清内抗原抗体复合物,因此造成了肝细胞的损伤。所以,我在治疗时加了黄芪、茯苓、当归、赤芍、三棱、莪术、桃仁、红花、豨莶草、茜草、秦艽、穿心莲、金银花,为什么加茜草、豨莶草、秦艽? 这种有家族历史的,小三阳的,它可以产生一种特异性的抗体,这种特异性抗体在什么地方呢? 就是血清内单个核淋巴细胞,它就可以释放四种东西,其中包括特异性抗原和特异性抗体。特异性抗原和特异性抗体形成一些复合物,形成复合物以后,它可以造成肝脏的损害,甚至癌变。用这三味药,对治疗自身免疫性肝病,效果很好。我们碰到那么多PBC、PSC,这个都是很快恢复了,所以把这个三味药加进去了,然后考虑到他还有内毒素,加上穿心莲、金银花,因为他有一点牙齿和鼻出血,就加上仙鹤草,因此这个病人三个月就出院了,好了,到现在活得很好。所以临床上我们碰到这些重症疑难病例的时候,作为医生来讲,就必须要有自己的思路和方法。

第三个病例是我一辈子碰到的第一例肝癌肝移植术后黄疸。他在1993年10月份做了一个手术,他没告诉我。1994年的4月份给我打电话,他说原来有慢性乙型肝炎,我说不可能,你在我们院里原来住院时候恢复的非常好,检查都没有问题,为什么现在突然就转氨酶高呢? 我就问他有没有做过手术? 他才说做了,做了青光眼手术。我说你赶快去查一个丙肝。大家都知道,丙肝总共分四个型,主要是1b型、2a型为主,1b型的癌变概率非常高,到了2004

年的 8 月份发现肝癌,他检查结果没有告诉我。2004 年 12 月确诊肝癌住在某医院。2005 年的 1 月 22 日,做了肝移植。肝移植一个月,没有什么不好的反应。但是之后开始出现黄疸,到了 5 月 17 日,黄疸就升到了 798.5。当时告诉病人顶多再活一个月,赶快回家。后来就把我请去会诊,我说了三点意见:第一,你们说顶多只能活一个月,我保证活三年以上。第二,一个月的时间黄疸从 798.5 可以降到 200 左右。第三,我尽量保护好新的肝脏,不让病毒再进入新的肝脏,造成新的肝脏癌变。经过治疗,这个病人一个月的时间,黄疸指数大概降到 260,60 天降到 231,那跟我预料是一样的。这个病人我说保证活三年,现在已经活到今年,2005 年的 5 月 18 日会诊,到现在已经是五年半了。新的肝脏检查,没有发现任何的异常病变,治疗效果非常好。因此,从这些方面来讲,我的体会,中医中药如果用了足够的量,针对病症用药的话,确实可以救治很多重症疑难的病例。所以为什么我自己对中药这么感兴趣,完全是自学的,因为我自己有病,不管什么病,让我住院我都不住,我都是自己解决。比如最近发现我自己肾脏有问题,一查肾脏里面有 3 种微量蛋白。他们怎么说呢?就说这个没有办法治疗,大概三、四个月以后就可以发生急性肾衰。我自己分析,开了 14 副中药,吃了 6 副,所有指标,包括微粒体蛋白都恢复正常了,因此今天才有可能和大家一起来共同探讨。

最后我跟大家谈三点。第一,慢性肝炎为什么演变为慢性重型肝炎? 这个病因要特别清楚。我们在七五承担的攻关项目的时候,是我牵头的慢性重症肝炎研究,我们通过 242 例,全部都做了肝穿活检,只有两例有肝细胞的大块或亚大块坏死,这是 1986 年提出来的,我们国家的肝炎防治方案里面也有句话。可是实际上慢性肝炎变成慢性重症肝炎,不等于就是肝细胞的大块或亚大块坏死,这是有很多原因造成的,比如我刚才讲的第一个病例,就没有肝细胞的大块或亚大块坏死,十几年活得就很好。这些因素我总结了十条,后来针对这些因素进行治疗,到现在为止,我所会诊的病人没有一个死亡的。第二,发现治疗靶点,用西药难以解决的,可以用中药来解决。就是说,用西医的还原论来分析发病机制、病因病机和发展过程,然后找到它的靶点,西医没有办法,用中医的整体观来找出解决的办法。第三,我们曾经对 64 例治疗前后的病理检查,发现重用行气破血药,所有的病例的肝脏病理都得到了明显的恢复,有的甚至完全好转了。行气破血药,虽然用了这么大的量,我们这二十多年以来,特别是 1996 年以后我会诊的这么多病例,没有一个病例出现问题。因此用猛药,要以病情轻重、西医的病因病机、中医的证候为主,不能够随便用。中医关于用量的问题，有两句话，一个是"传方不传量"，第二就是《温病条辨》中"方中所定分量，不过大概而已……病重药轻，见病不愈，反生疑惑，若病轻药重，伤及无辜，又系医者之大戒"。因此，我们在用药的时候，必须要把西医的问题搞清楚，中医的辨证也要搞清楚。我们既要继承古代医家的经验，但是又必须要创新。

● 论方药的服用量 ●

傅延龄

今天就我对方药服用量的一些思考跟大家进行交流。我的交流分这样几个方面,第一,谈一谈与方药服量相关的几个基本术语。第二,谈一谈方药的剂量与服用量,它们之间的区别和关系。第三,谈一谈《伤寒论》、《金匮要略》的服用量。第四,谈一谈宋代医著中的服用量。最后,谈一谈方药服用量的控制。

首先是谈方药服用量相关的几个基本术语。首先是剂量,广义的剂量应该是泛指方药的用量,从本意上来讲,剂量这个术语可能指的是一剂药的用量。第二个术语是每服量,每服量指的是每一次服用的药量,也可以称为一服量,比如每服五钱,每服一升,这都是每服量。第三是日服次数。每日指的是24小时,每日服两次、三次是指的日服次数。第四是日服量。日服量是指在一日24小时服用的药量,比如每天服二两,每天服二升,这都是日服量,日服量=每服量×日服次数。最后一个总服量,是指在一次治疗过程中所服用药量的总和。总服量可以分别用药方和全部药物来计算,比如总计服生石膏五斤,大家看到过去有这样的描述,算是一个病例的治疗过程当中,总服的生石膏的服量,服理中丸半斤,服药三十剂,都是总服量。

第二,我们谈一谈方药的剂量与服用量。方药的剂量与服用量,它们是不同的。在哪些方面不同呢?

一、方药的剂量与日服量是不同的。一剂药,可以一日服,也可以两日服,甚至多日服,一剂药并非都是一天要把它服掉的。

二、一日可以服一剂药,一日也可以服两剂药,甚至服多剂药。

从这两个方面,我们能够看得出来,方药的剂量与方药的日服量是不同的。

三、方药的剂量与方药的一服量不同。虽然有时一剂药可以顿服,比如说桂枝甘草汤,但是在多数情况下,一剂药要分多次服用,所以我们今天把这个问题提出来,就是想强调,在研究方药剂量的时候,一定要研究服用量。方药的服用量与剂量同等重要,甚至更重要。为什么呢?首先,服量的正确与否,直接影响着疗效。其次,服药的正确与否,影响用药的安全性。再次,服量控制着剂量。中医每一个方剂开出来剂量时,实际上是在用服用量控制它的剂量。另外,服用量维持着药物的用量比,就是在一个方子里面,药物与药物之间的用量比例,这也是由服用量在维持着它。我们一说方剂对"量"的规定,其意义更多的在于它规定了各药物组成的用量比,这句话是怎么理解呢?

以桂枝汤为例,桂枝 3 两、芍药 3 两、生姜 3 两、甘草 2 两、大枣 12 枚,这是它的剂量,这是方剂的剂量。那么这个方剂中药物之间的比例靠什么来维持这个剂量呢?并且到最后是怎么控制这个剂量呢?它是靠服量来控制的。从《伤寒论》"桂枝汤"的服法我们可以看出,它的本原剂量是多少。医生能够通过日服次数,服药的间隔时间,控制着桂枝汤的用量。下面为了使我前面所讲的一些基本理论,得到具体的说明,所以把《伤寒论》与《金匮要略》的服用量,我们给它做一个归纳性的讲解。

在《伤寒论》和《金匮要略》269 个方剂中,服用量明确的方剂共有 181 个,这个服用量的情况一共可以分为十种:日一服、日二服、日三服、顿服、日五服、日六服、日十服、少少频服、少少含咽、日夜连服。古人在服量的控制方面,在服量的掌握方面,是生动活泼的。我们大部分现代中医在临床上已经失去了这种生动活泼的灵活性,为什么?在医院里面往往医生开的医嘱,大多数时候一天都是服一两次药,一天一剂药,都把它完全地僵化了。而《伤寒论》的服用量很灵活,会根据具体病情发生着不断的变化。

比如,大建中汤的服用法讲"分温再服,如一炊顷,可饮粥二升,后更服"。大建中汤一剂药是分两次服,中间隔多长时间呢?其实隔的时间并不长,仅仅是"如一炊顷",就是做一顿饭的时间,到底有多长时间,充其量一个多小时,至多两个小时。而大黄附子汤的服用法讲"分温三服,服后如人行四五里,进一服",就相当于一个人走了四、五里路的时间,马上就吃第二服;再过大概走四、五里路的时间,又吃第三服。人走四五里路要长时间?人的步行速度大概是每小时 5 公里,我仔细查过,大致从秦汉时期到现在,每里大约 500 米这个长度大约没有太大变化,那么我们用这样一个概念来衡量的话,实际上是每隔半个小时服一次。

麻黄连翘赤小豆汤的服用法是"三服药,半日服尽"。麻黄连翘赤小豆汤虽然是分三服,但是在半日内服完,而不是像我们现在早晨一次,晚上一次。麻黄升麻汤的服用法是"分温三服,相距如炊三斗米顷,令尽"。就是说,把三斗米做成熟饭大概要多时间?一个小时吗?可能还不需要。所以,以上四组方剂的服用量有一个共同点,就是密集服药,即在不足半天的时间内,将二服或三服服完,意思是什么呢?我的理解就是使药力集中,而不是把它分散,从而更好地达到治疗效果。下面看一看日一服、顿服。

日一服，如十枣汤，"若下少，病不除者，明日更服"。顿服，如桂枝甘草汤、干姜附子汤、调胃承气汤。顿服，是汤药煎煮出来以后，一定要一次性把它喝完了；日一服，跟顿服是不一样的，日一服是把煮出来的药只是服一次，并不是全部喝完，我想大概是为了安全的考虑，而顿服则是为了保证足够的药量，是出于疗效的考虑。日一服一天最多只能服一剂药，而顿服有一日多剂的可能。顿服多在急救时立即服用，必须快速取效。若药后反应不佳，未起到急救效果，必须再次服药。

再看一看日四服、日五服、日六服、日十服、少少频服。日五服，如当归四逆加吴茱萸生姜汤，一日连服五次药。日六服，如猪肤汤，温分六服；日十服，如泽漆汤，"煮取五升，温服五合，至夜尽"，煮了五升，每次只服半升，到夜晚全服完，当然是服了十次。

此外，调胃承气汤是"少少与，温服之"；苦酒汤、半夏汤采用"少少含咽"的服法；还有日夜连服，如麦门冬汤"日三夜一"，黄连汤"昼三夜二"，桂枝汤"若病重者，一日一夜服，周时观之"（很重的病例，白天要服，夜晚要服，24小时持续密切观察）。

所以，我们学习《伤寒论》《金匮要略》时，方后注里的服用量控制也要加以留意和重视。实际上，我们现在有很多大夫根本不给病人讲煎法、服法，开完药就走人了，有些病人回去根本不知道怎么煎药，该怎么服药，这会大大影响中医的临床疗效。我引用《伤寒论》里面有一句话：

凡作药汤，不可避晨夜。觉病须臾，即宜便治。不等早晚，则易愈矣。若或差迟，病即传变，虽欲除治，必难为力。服药不如方法，纵意违师，不须治之。

语译：白天该服药，晚上该服药，该服药就服药。要感到自己稍微有一点病了，就应该早治。等疾病传变了，想把它治疗好，这时候就比较困难了。

下面我们看一看宋代医著中的服用量。为什么在这里要举例谈宋代的方药服用量呢？就是因为方药服用量在宋代为之一变。宋代方药服法最大的特点是煮散，每服量一般是3～5钱，折合现在的剂量只有12～20克，大多数方剂一天服两到三次，有些方剂每天仅仅服一次，有些方剂每天服3～4次，或7～8次，甚至更多。在宋代的方子里面有这样的描述："不拘时候"、"非时"、"无时"。我们经过仔细研究后认为，这些说法指的是不需要分白天、夜晚，不需要分饭前、饭后。唐宋方药日服次数最多可以每小时服一次，这个从《备急千金要方》、《太平惠民和剂局方》中的方剂都可以看出来，其中服药的间隔时间有些时候是比较短的,并不是一天只服两次,这样的服法是为了使药力相接而无断续。另外,《备急千金要方》接着还有一个说明:"仍问病者腹中药消散,乃可进服。"如果患者服药后,胃的排空和胃肠吸收较慢,患者感到药液在胃肠没有消,那还需推迟下一服的时间。

再说一下《太平惠民合剂局方》中几个经方的服用量。麻黄汤,在《局方》中麻黄也是三两、桂枝二两、甘草一两、杏仁七十枚,这个与伤寒论的剂量是一样的,但是每服只服三钱,大概是 12 克。我们可从这个方子中看出几个问题,第一,药物的剂量比,与《伤寒论》的组成完全一致,但每服量较《伤寒论》缩小了约 3 倍。不过,有一个问题不明确,就是日服次数,所以还很难说《太平惠民合剂局方》里面的麻黄汤,就比《伤寒论》的麻黄汤服用量缩小了三倍。而按照《伤寒论》桂枝汤后面的服法要求,如果一个小时服一次,没有汗出怎么办呢?等到明天吗?肯定不会等到明天,也不会等到晚上,那么则继续服药。间隔时间多少呢?间隔时间有可能是一个小时,之后有可能是一个多小时。如果能达到如此密集的服药频次,那也就达到了《伤寒论》的服用量。如果我们认为伤寒论的服量,1 两 = 13.8 克,或者 1 两 = 15.625 克的话,《太平惠民合剂局方》就通过这样的控制方法来达到原来的剂量。小青龙汤亦是如此,药物剂量与《伤寒论》的剂量仍然是一致的,但每服量较《伤寒论》缩小了约十倍。为什么缩小十倍呢?因为它的总量多了。每次仅仅服三钱,同样日服次数、间隔时间不明确,其实都是让医生灵活掌握。

通过对宋代医著中日服量的基本了解,我们能够得出结论,宋代虽然在方药剂量、服法、剂型上有所变化,但是由于医家的灵活掌握,所以我们很难说宋代的服用量就一定比汉唐时期缩小了,因为服用量是通过每天的服药次数,服药的间隔时间来控制的。

最后是方药服用量的控制。这是临床保证疗效最为关键的因素之一。那么服用量控制的总原则是什么呢?是"随证施量"。所谓"随证施量",就是根据病证和症状的轻重,施用相应的药量。医生在这个过程当中要考虑患者体质、年龄等因素,对服用量进行调整。证重量重,证轻量轻,正如《备急千金要方》说:"病轻用药须少,病重用药即多。"临床要以服药反应为指示,逐渐调整服用量,以保证量与证相宜,把握最佳的个体化服量。我们总结了临床控制方药服用量的 5 个基本原则。

第一个原则是"以知为度"。"知"是指患者感知到的身体对所服药物的积极反应。以知为度的"度"是一个调整服用量的度,而不是停止服药的度。

比如麻子仁丸"饮服十丸,日三服,渐加,以知为度。"乌头桂枝汤,"初服二合,不知,即服三合。又不知,复加至五合"。乌头桂枝汤的"知"便是症状的改变。

第二个原则是中病即止。中病即止的原则主要针对峻烈之方而言,多为汗、吐、下等祛邪之剂,根据方药作用的预期结果,或得汗,或得吐,或得利下,即停止服药,以防过剂伤正。如《伤寒论》中"牡蛎泽泻散"中"小便利,止后服"。这便是"中病即止"的体现。如未遵循此原则,就可能导致不良后果。

第三个原则是逐渐增量。逐渐增加服量的依据主要是患者服药后的反应。如果确认辨证与处方无误,但是效果不明显,这时可以考虑增加服用量,而且应该逐渐增加,而不是陡然增加。我曾经问过这个问题,中医的方药一天服几包药?这其实就是针对《伤寒论》的第 12 条而言的。一天可以服一剂药,可以服 1/2 剂药,可以服 1/3 剂药,可以服 2 剂药,这才是生动活泼的中医,而不是死板的一天服一剂的中医。如果不掌握这个,就很难达到治疗效果,我们现在很多东西都可以掌握在自己手中,却往往自己不去掌握。乌头桂枝汤,"初服二合,不知,即服三合。又不知,复加至五合"。它在逐渐增加药量,为什么呢?因为药物比较峻猛,有一定的毒性,所以慢慢地加,这种服法既能治病,又能保证服药的安全性,此为逐渐增量。

第四个原则是逐渐减量。如临床中病情较重,发展较快,为了立即遏制病势,治疗伊始就必须用足够大的、超常规的服用量。待到病势缓解之后,即逐渐减少服量,此原则为逐渐减量。另外在使用有一定毒性的方药时,获效以后要逐渐减量,甚至停药,这也是一个逐渐减量的方法。《备急千金要方》说:"凡服汤法……一服最须多,次一服渐少,后一服最须少,如此即甚安稳"。在疾病基本痊愈后,也应该逐渐减少服量,目的是为了巩固疗效,防止反复,是为善后之法。

第五个原则是累积获效。正确的治疗一定会产生疗效,但并不总是立即产生疗效。作为临床医生,不要没有见到明显疗效就增量,也不要没有见到明显疗效就更方。如果确认辨证与处方用药无误,那就应该守方。守方一段时间,作用一点点地累积起来,就会出现显著的效果,甚至痊愈。我们作为临床医生都是有体会的,一付方剂,很有可能吃了以后没有任何效果,这是因为疗效的产生既需要合适的方药剂量、身体机能、结构的变化,也需要足够的作用时间。再者,前面讨论的第一原则提到的"以知为度"时,提到"知"是指患者感知到的身体对所服药物的积极反应。"知"有两个层面,第一是细胞感知,然后才是大脑感知。从细胞感知到大脑感知需要一定的时间,需要一个量的积累和传导过程。所以,未"知"并非无"知"。

　　在讨论中医药疗效问题时,往往多从辨证的准确性、处方用药的水平、中药质量等方面去考虑,似乎对服法和服用量重视不够。从城市到农村,中药汤剂似乎都是煮一或两次,日服两或三次,煎药机的应用给患者带来了方便,但不论何种病情及方药,皆为一次煮取,日服两次,门诊患者和住院病人都是如此。效与不效,几乎不从服法和服用量上寻找原因。若把古人经验与今日做法做对照,该有多少问题值得我们深思啊!

从量效关系谈辨证、辨病、审因

仝小林

今天我来介绍"辨病辨证、审因论治"。辨证论治是中医非常大的特色,可以说西医没有,中医独有。表里寒热、虚实阴阳,西医是从来不讲的。舌苔厚不厚、腻不腻、干不干、光不光,他们从来不问。脉象怎样也从来不参考。但是,当前有一种倾向,就是辨证论治被过分地强调。今天李发枝教授讲他用"清燥汤"来治疗空泡性脊髓病,实际上他有没有辨证,他首先辨的是"痿证"。"痿证"是病名,然后他并不讲究舌苔是不是干燥,是不是光苔、少津或者有没有什么特别的皮肤干燥,但是他用这个方子疗效非常好。这种方子是非常值得开发的。中医有"方证对应",也有"方病对应"。今天有人提出这个问题:有没有可能在一种疾病上,用一个主方作为加减方进行治疗呢?我觉得,今天李发枝教授介绍的病例,包括当归拈痛汤治疗痛风,都是"方病对应"的实践。我们在临床上就有很多这样的实例,所以今天我把一些临床实践的体会分享给大家,和供大家一起讨论。

我们经常会看到这种情况,有着十年以上临床经验的医生,一般在辨证方面不会有大的出入,即在表里寒热、虚实阴阳理论上不会有大的出入,但是临床疗效甚微,这样的病例非常多。我举过一个例子:一个患者每周会突然晕倒一次到两次,但神志清楚,谁来抢救她、帮她、抬她,患者本人都清楚。一位经验丰富的老先生诊断为"癔病性晕厥",从面色苍白以及患者为 24 岁的年轻女性两方面,给她辨证为气血不足,治疗一年,但毫无效果。之后这位患者来找我看病,她跟我说她的晕厥治好了。我问她怎么治好的,她说她有一个朋友介绍她到山东找一名校医,擅长治这类病。校医给她一个袋药粉,患者服用一周即病愈。后来我看到药方就是白金丸,包括枯矾、广郁金这两味药。辨证治疗了一年解决不了的病,服用小药粉一周病愈,而且此类病在那位校医那里治疗的非常多,且效果很好,这就提示确有辨病之方。我们所说中医理论下的辨病本质上跟西医没有差别。为什么有些中医讲的病和现在西医讲的病不一样呢?是由于古时医学没有发展到一定程度,另外疾病的分类也有所不同,但本质上没什么差别。《金匮要略》中把黄疸分成谷疸、酒疸、女劳疸、黑疸等,实际是在努力地辨因,也就是辨病论治,这足以解释我们现在很多方子,对于某些疾病起到了直接的治疗作用,而这种经验我们非常欠缺。所以,我们要努力挖掘古代在辨病方面的宝贵经验,找到一些在治"病"方面确有疗效的方子。

第二方面介绍对症治疗。中医曾经批评西医,只会"头痛医头,脚疼医脚"。其实,医圣张仲景无论是在《伤寒论》里,还是在《金匮要略》中,都阐述过要抓主症,即找主要的症状,而且仲景方中有很多针对症状治疗的特效药物。比如一个慢性腹泻的病人,多数都辨证为虚寒,但是几副药不解决腹泻的问题,当然病人就不会复诊。如果一个病人头痛,找你治疗一个月,仍然头痛,不管你怎么辨证是风、寒,他就是不好,他也不会来你这儿看了。所以说很多辨症状的药,是很值得开发的。

再一个方面是审因。我们经常说西医的进步是令全世界人类所瞩目的,那么西医在二十世纪取得突破性的进展,主要在解决传染病、感染性疾病、各种外伤及各方面的急诊(急性心梗、急性脑梗等),究其原因就是采取了对因治疗的方法。而我们中医在治疗结核病这方面几千年都没有解决,任凭你怎么去辨证论治,你解决了结核的问题吗?没有,控制了吗?没有控制。所以这方面也需要我们很好地进行探索,不要认为西医的审因论治就一定不好,而是我们中医在审因论治方面非常欠缺。

如果说现代医学出现的问题是什么呢?就是群体化治疗。只要是找到病因就群体化治疗,实际上它只能解决大部分的问题。中医强调的是个体化治疗。我们说的个体化治疗是医疗的最高境界,是在群体化基础上走向个体化。现在西医已经认识到了一个问题,也努力地在个体化用药,但和中医的个体化还相距甚远。中医最擅长辨证,而辨证是西医完全没有;辨病则是中医所欠缺的,西医所擅长的;而对因治疗,中医也欠缺,西医也在努力寻找;对症处理中医、西医都有,中医、西医都有很多药是对症治疗的,比如止吐的、镇痛的、发汗的,等等。

我们认识一个疾病时,患者的外在表现会有很多。而在症状和疾病之间有一个灰色区,就是我们所说的"证",即所谓的表里寒热、虚实阴阳,这是我们中医独特的认识。辨症治疗经常解决的是一个突出矛盾,比如:患者就诊时呕吐或腹泻,医生要确定这是不是个突出的问题。如果是,就必须首先解决它。对于辨证来说,它主要是给你指引一个整体治疗的方向,是向寒去,是向热去,是补虚,还是泻实。然后是辨病,辨病就是要更加明确导向。现代的医疗上,一个转氨酶很高的病人,你治疗一段时间转氨酶没有变化;治疗高尿酸血症,治疗了半天,尿酸始终不降,就不足以让病人信服,也让自己不能信服。我曾经评价过一个高血压病的课题,问他们血压能降到多少。研究人员说大概舒张压能降5mmHg。我质疑说，如果患者晚上用热水好好泡脚的话，一般也能降低5mmHg左右。研究人员解释说，虽然不能够降血压，但是能够改善眩晕的症状。我反问道：眩晕的症状是不是血压引起的？如果是血压高引起的眩晕，不能够降压能够改善眩晕，这是不是一个矛盾的说法？包括我们在评价糖尿病课题的时候，研究人员说他们的药物不能够降糖，但能够改善口渴的症状。如果真正血糖高的人出现口渴，治疗不能够降糖，却能够改善口渴的症状，那治疗的基础是什么？所以我们中医要搞实实在在的东西，去找到治疗疾病有效的药物或者方子，特别是在药物方面，我们要利用现代药理学的研究成果，让现代药理学的研究成果能够回归中医辨病的临床，发现一些辨病治疗有效的药物。

在讨论"君臣佐使"的时候，以往称"主病之谓君，佐君谓之臣，应臣之谓使"，这是《内经》的定义。我觉得，"主病之谓君"不如说"主治之谓君"。医生可能治的是个病，也可能治的是某个症状。所以，君药一定要是主治病或症的药物。比如说，今天马融教授介绍的小儿肺炎是一个很单纯性的疾病，用麻杏甘石汤来治疗时，方剂的配伍就要根据主治的改变而改变。以治喘为主，可能就以麻黄为君药；以治咳为主，可能就以杏仁为君药；以发热为主，可能就以石膏为君药。我认为掌握经方，这是非常重要的第一步。经方不是不可以动的，因为张仲景本身就在调整，根据不同的情况而变化，而且张仲景所遇到的情况和现在的疾病相比，已经发生了很大的变化。我们就以消渴举例，他所见到的消渴可能只是糖尿病的中晚期，而很多早初期阶段的病人并没能见到。因为肥肥胖胖的将军肚或许古人根本就不认为这是个病，反而可能认为是好事，所以经方一定要活用。谈到佐药，我们知道佐药非常重要，经常在治病的时候要方病对应，君药、臣药往往是主攻的方向，主攻的方向你在选择真正有效的药物时，未必一定就是和你辨证完全符合的药物。比如说治疗神经痛，目前我们在中药里还找不出一个比川乌更好的药物。在治疗重症神经痛、末梢神经痛的时候，川乌疗效显著。但辨证时，可能这个病人属寒，也可能属热，但是不管怎么样，我们希望能够迅速止痛，因为患者疼痛剧烈、难以忍受、无法入眠，故而首选川乌止痛，把它作为君药。然后相关止痛药，如白芍（芍药甘草汤）我们把它作为臣药。但经常这种情况下，如果君臣药物主攻方向与所要辨证的表里寒热、虚实阴阳不相符合时，最关键的配方就是佐药。佐药会把整个方剂引导到你想要的治疗方向去走，所以为什么《内经》里讲"君一臣三佐五"，要佐五个药，"君一臣三佐九"，要佐九个药。为什么佐这么多的药？说明在治疗时君臣配伍确定以后,佐药的作用是非常重要的。

我举几个例子。患者 62 岁,尿频、尿急、尿不净,夜尿多,小便每晚五六次,前列腺肥大,诊断为良性前列腺增生,辨证属痰瘀互结,方中用枯矾和五倍子为主作为君药,有很强的收敛的作用。从治疗痔疮的角度,广安门医院的一位老中医曾经用类似的处方,疗效甚佳。同样,前列腺增生肥大用这个方子,经过几个月的治疗,前列腺增生的情况有了明显的好转,症状也得到了缓解。另一则案例是用白金丸合小陷胸汤治疗抑郁症。患者 31 岁,因经商受刺激后患抑郁症,萎靡不振,情志不舒,不愿与人交流,而且经常有一种突然脑袋空白的感觉,夜间难以入睡,身体疲乏,舌苔为黄腻苔、红绛舌,药方以清热化痰为主,大剂量的黄连来清热,治疗两个月,服药四十余剂,体重减少了 5kg,睡眠也好转。后继续减量,又服药一段时间后,整个人就恢复工作和生活。这类病主要是辨病论治的思路,白金丸治疗癔症性晕厥,枯矾、五倍子治疗前列腺增生、痔疮等都是辨病的方药。

一个在校大学生,患强迫症十年。受精神刺激后表现为强迫意念和强迫动作,服用了很多西药,疗效甚微。近两个月出现比较严重的滑精,每晚都有,终日卧床难起,就诊时坐轮椅来的,非常焦虑,痛苦不堪,不能入睡。治疗时用了知柏地黄丸,加上敛神的药物,主要是炒枣仁和煅龙骨。服药一个月后显著滑精减少,焦虑症状减轻,精神状况有了明显改善。继服两个月,强迫动作消失,滑精完全治愈。所以知柏地黄丸也是治疗滑精的一个特效方。

一位 59 岁心衰女性患者,双下肢高度水肿半年余,西医诊断为淀粉样变性肾病,双下肢皮肤紧绷,左下肢不断往外渗水,每天可以渗 3 升水,伴呼吸困难,喘憋严重,夜间不能平卧。治疗用葶苈子 90 克、车前子 90 克泻水,三七 30 克以化瘀——真正需要化瘀的时候,三七的量太小是不行的,要用到 10 克以上,我在临床上,非常重的患者都用到 30 克,云苓 120 克、附子 30 克,服药三剂渗水明显减少,仍有水肿,喘憋明显缓解,有效后继续增量,附子加到 60 克,14 剂后患者渗水基本消失,水肿明显减轻,喘憋各方面的症状都明显缓解,然后再调整处方。开始是有效增量,好转以后就开始减量,最终各方面情况都有明显的改善。

另一病例,患者糖尿病合并自身免疫性肝炎,48 岁,女性,血糖升高 12 年,已使用胰岛素治疗,血糖控制尚可,眼底出血,可见糖尿病并发症已经比较严重,肝功基本正常,AST 正常,ALT 略高。用大柴胡汤加减方治疗,增加 9 克黄连,服用 28 剂,血糖控制良好,但是 ALT 上升到 218mmol/L,考虑患者可能对某些药物过敏,极可能跟黄连有关,故原方去黄连改用茵陈蒿汤加减方,茵陈30克(先煎1小时),复诊肝功恢复正常。当时想确定到底是不是黄连导致的肝功异常,于是方中加用更小剂量(6g)的黄连,结果药后 ALT 又升到417mmol/L,伴肝区疼痛,大便稀溏。到医院做检查,确诊为自身免疫性肝炎,然后再用茵陈蒿汤治疗,肝功又恢复正常,综合考虑是一例药物性肝损害的自身免疫性肝炎,调整处方不再用黄连。这个例子证明茵陈蒿汤保肝效果良好,临床上还可治疗胆汁淤滞,很多的患者有的时候没有什么特别的症状,更谈不上黄疸,只是一查胆红素特别高,例如总胆红素高一倍到两倍,这种情况下,就可以用茵陈蒿汤治疗,效果很好。

再举一个症病结合的病例。胆汁淤滞的肝硬化被列为世界疑难病,治疗难度非常大,由于胆汁的排泄不畅、淤滞导致的肝硬化。2001年来就诊的一位患者,七十八岁,间接性腹胀二十六年,2001年查出来转氨酶升高,诊断为胆汁淤滞性肝硬化,症状表现为:胃胀,怕凉,腹胀腹泻,每日腹泻五六次,腹部怕凉,夜尿频多,检查肝硬化三项指标都略高一些,符合胆汁淤滞性肝硬化的诊断,还有失血性贫血,腹腔积液和脾大。我用附子理中汤和茵陈蒿汤加减,特别是针对腹水使用马鞭草,疗效很好。肝硬化,用赤芍、莪术、三七这些对病之药,服药四个月。另配大黄䗪虫丸,每次3克,每天3次,又治疗四个月后,各方面的症状明显缓解,积液减少,而且肝硬化的相关指标也都明显改善,包括胆汁淤滞、总胆红素都有所改善。初诊的时候,胆汁酸是39.3mmol/L,然后再到19mmol/L到6mmol/L,后指标稳定。茵陈在治疗胆汁淤滞方面有特殊的效果,如果配上五味子,降转氨酶效果会更好。一般转氨酶没超过一倍的时候,五味子可用15克左右。如果超过两倍以上,五味子可用到30克以上,这么大的剂量,能够使转氨酶迅速下降。

有一个晚期肝癌带有大量腹水的病例。患者60岁,男性,大量腹水,伴下肢水肿。一年前确诊为肝癌晚期,腹胀如鼓,肝区胀痛,甲胎蛋白473μg/L,B超显示腹中大量积液,双侧的胸腔少量积液,伴胸膜下肺压迫性的扩张。因为水肿用商陆15克、云苓120克、莪术60克、三七30克。十四剂后腹胀明显减轻,下肢腹痛减轻70%,甲胎蛋白下降到186μg/L。45剂后,下肢水肿完全消退,臌胀情况也完全消失,查腹腔少量的积液。我曾治两例晚期肝癌,甲胎蛋白1500多,最后降到400多,而且晚期肝癌病人确诊后到现在3年多,依然健在并坚持治疗。晚期肝癌,药物剂量还是非常重要的,用大剂量莪术,最大剂量可用到120克,配三七化瘀,效果满意。

下一个病案,患者糖尿病15年,而后发展为糖尿病肾病,24小时尿蛋白定量2克多,同时伴有多系统的代谢紊乱——代谢综合征、高血压、高脂血症、糖尿病、冠心病,肌酐260μmol/L。我用大黄附子汤(大黄、附子、黄芪、云苓等),黄芪用到60克,服药2个月,水肿完全消退,24小时尿蛋白定量降到1克左右;8个月以后,降到0.22克,肌酐也维持稳定,胆固醇指标也下降了,各方都比较稳定。这也是一个辨病的思路。糖尿病有一种类型是成人晚发型糖尿病,患者的抗胰岛素抗体是阳性。我们也探索辨病去论治,在降糖的基础上,用雷公藤和五味子等药物治疗。针对免疫性疾病,要用免疫性的药物,最好的药物就是雷公藤,配伍生甘草和五味子。因为雷公藤剂量用到30克,可能会影响肝功,尤其是长期应用的时候,一定要监测肝功。小剂量的五味子,一般用9克,保驾护航,让患者安全平稳地度过治疗。另外,生甘草能解雷公藤的毒。

有个病例是甲状腺突眼,非常顽固的突眼,我们用夏枯草和雷公藤来治疗,患者五十二岁,甲亢突眼一年,T3、T4都升高,2009年的时候消瘦,确诊为甲亢,然后用赛治治疗,双眼都突出大于18毫米,上下眼睑不能闭合,乏力,怕热,大便每天四五次,患者检查甲状腺相关抗体比较高,方用夏枯草、雷公藤加消瘰丸,夏枯草用60克、雷公藤加生甘草。治疗以后指标都有所下降,后夏枯草增加到90克,患者心慌、怕热这些症状也有所减轻,突眼回缩为4毫米。抗体降到这个程度,包括肝功能未见异常,突眼明显回缩。我们认为夏枯草很关键,目前我们在临床上夏枯草用到120克的时候,还没有发现副作用。它对于很多疾病,尤其是甲状腺相关的疾病疗效很好。剂量上我们开始的时候用的是60克,试一下之后马上就改成90克,大剂量的时候也用到120克。桥本氏甲状腺炎在国际上是疑难病,西医遇到甲状腺相关抗体升高时不治疗,患者指标能降就降,降不下来就算了,我们则可以用中医的方法去治疗这类的疾病。

另外一个病例,患者20岁,男性,癫痫发作4年余。10年前患有病毒性脑瘤,后出现癫痫,每月大发作1~2次,发作期能够持续两到三天,期间2、3天之内,还有频繁的小发作。大发作时全身抽搐剧烈,口吐白沫,意识完全丧失,发作一次后,3天左右才能恢复体力,治疗时用一些虫药,蜈蚣、全蝎、地龙、僵蚕、壁虎、蝉蜕、天麻、天竺黄、石菖蒲,治疗一月以后,癫痫只发作一次。然后蜈蚣增加到12条,继续服用。上方加减治疗半年,半年内仅仅发作2次,每次发作时间明显缩短(20分钟左右)。在治疗癫痫时候,很多情况下会用水丸,但虫药必用,而且效果相当不错,很多非常顽固癫痫患者已经彻底治愈,到现在已经是十几、二十年都没有再发作。

有一个非常特殊的病例,胃癌术后患者刀口上出现一个瘢痕硬结,又硬又痛,刀口处连及全腹部坚硬如铁,约4cm×10cm大小,莪术开始用30克、三七30克。两个月后,胃痛完全消失,硬块缩小到原来的40%,并开始变软,然后莪术改为45克,继续服三个月以后,硬块和疼痛完全消失,已经柔软可按了。这种情况下,我们觉得非常重要的药是莪术和三七,尤其是三七,大剂量的时候,能起到真正化瘀的作用。

审因论治要借鉴一些现代医学的思路,比如说在治疗心衰方面,强心、利尿、扩血管,中医按这个思路治疗一样很有效。患者绿脓杆菌性肺炎,47岁,男性,间断性发生咳嗽半年,1989年3月10日入院。患者咯脓痰,右下叶肺炎,几种抗生素联用,疗效不佳,半年时间抗生素的选择已经没有什么余地。后患者咯黄绿色脓痰,低热,痰培养结果是绿脓杆菌,药敏提示无敏感抗生素。我们采取了西医的思路:西药找不到敏感的抗生素,中药能不能找到敏感的抗生素呢?我们用四类对绿脓杆菌有着特殊疗效的药物,并选择了一种特殊的给要药方法——雾化,患者深度吸入之后,可以直达病灶,每次20~30分钟,每天2~3次,频率是每分钟4~5次,7天为一个疗程。治疗后,患者绿脓杆菌阴性,低热症状消失,一年以后随访没有任何复发。像这样的病人如果辨证治疗,估计再持续半年疗效也不会好,所以审因论治是一个非常重要的思路。现代医学在审因论治上取得了突破性进展,中医在审因论治方面也有发展前景。

再比如糖尿病的周围神经病变,患者诉双足疼麻木凉,凉的时候可以寒入骨髓。这种情况下,你可以让他泡脚,用什么药泡?有些医生用辨证论治的方式选择药物泡脚,病人发凉加点附子,病人麻木加点当归,实际效果非常不理想。我们是什么思路呢?既然是周围神经病变,属于末梢神经,实际在皮表,疼麻木凉,经常都没有汗,可以运用发汗的思路,在发汗的过程中改善皮表循环,实际上这也是个审因论治的思路。所以用桂枝、麻黄、生姜、葱白这类药物,泡脚效果非常好。一般情况下,一个星期左右,症状会有减轻。用药选择上,比如考虑活血化瘀,不会选择当归,也不会选择桃仁、丹参,而一定会选择川芎,因为它有走窜之力,有挥发性的成分,所以中医的很多思路可以借鉴现代医学,把病治好为最终的目的。

又如,大剂量的柴胡可以退热,中剂量可以解郁,小剂量可以升提。在患者长期往来寒热情况下可以用大剂量柴胡治疗。这个患者往来寒热一年,伴头晕,一年之内不定时发热,发热前先是怕冷,持续一到两个小时,然后大热、大汗,体温可以达到 39 度,最初一周发作一次,现在平均两天发作一次。用小柴胡汤加减方治疗,14 剂后头晕减轻,往来寒热没有再发作。服 45 剂后,患者再没有出现发热的症状。

下一个例子,患者,69 岁,诉胸闷喘憋,下肢水肿,少尿,心率 140 次/分,用猪苓汤加真武汤治疗,7 剂后喘憋明显减轻,水肿减轻 60%,心率从 140 次/分降到 84 次/分,明显改善以后药物减量,附子减为 15 克。这种情况,首先要大剂量迅速地扭转病势,然后再改成中剂量或者小剂量考虑稳固疗效。

这个病例是一种很奇怪的病。患者女性,50 岁,农民,左侧面部肌肉萎缩塌陷伴疼痛一年,影响形象,面部表情也特别难看,终日想要卧床,不能干农活。我的方中用大剂量黄芪,治疗 4 个月,患者面部的疼痛症状完全消失,塌陷的部位有发热感,患者诉有下坠的感觉,加上补肾的药,后肌肉有所填充,然后改成小剂量慢慢服用,一年后,她的塌陷的肌肉长出 30%。

这一例重度胃瘫,患者剧烈呕吐半年。2011 年怀孕以后严重呕吐,后终止妊娠,还是频繁呕吐,直到住院前,患者几乎每天呕吐 20～30 次,每月呕吐超过 25 天,胃部自觉冰冷,剧烈胃痛、腹泻,水样便,一天十多次,极度虚弱,意识模糊,手脚发凉。患者被医院诊断为糖尿病 1.5 型,实际本质是 1 型、糖尿病周围神经病变,肾病,视网膜 2～3 期的病变,高血压等,治疗用附子理中汤和小半夏汤加减:附子 30 克,红参 30 克。服药 10 剂,呕吐发作前的胃痛症状都得到缓解,呕吐程度也减轻,腹泻每天十几次变成每天五六次,患者自觉胃部发凉症状改善。附子加到 60 克,又服 28 剂,呕吐从一个月 25 次减到 4 次,剧痛完全消失,后附子减量。我已经治疗了 100 多例这种顽固性的重症胃瘫,整体效果很好。

最后一个病例,患者 56 岁,便秘 3 年,需要使用开塞露或者喝香油排便,大便成羊粪样。我用增液承气汤加太子参和生姜,服用 28 剂,排便情况有所好转,但是大便还是羊粪样,上方加了火麻仁 60 克,把生大黄改成 15 克,又服 28 剂,便秘明显的好转。

我们今天谈从量效关系角度怎么用经方的问题,我体会,《伤寒论》治疗的是急危重症,所以剂量要非常大,那我们现在面临的多是现代疾病的"慢病",治疗的时候就不需要那么大的剂量。我今天举的例子很多都是急危重症,一般的剂量根本无法治愈。一般情况下,我们在治疗上应分三个层次。一是调理和巩固疗效,这时候可按经方一两等于3克就够了;如果治疗的是一般性疾病,一两等于9克就够了;到急危重症的时候,就应按一两等于15克来处方。所以在做剂量选择时,首先要看治疗什么病、治什么程度的病,再决定用什么样的剂量。在治疗很多慢性病、调理性用药的时候,不强调大剂量,而是一定要以效为准,而且要找到合适的剂型,是用汤剂还是用丸散膏丹?汤剂是选择大剂量、中剂量,还是小剂量?

很多的疾病治疗时药物不达到一定的量是没有效果的,治病的时候要很准确地掌握用量,要以效为本。中医在量效方面做的研究很少,主要是靠个人的经验。我们973研究用葛根芩连汤来治疗糖尿病胃肠湿热证,小剂量的效果肯定是最弱的,中剂量也不错,但是大剂量比中剂量还好。但是到大剂量的时候,胃肠道的反应就会相对多一点。所以,我们的量效研究就是要在有效性和安全性之间找到一个平衡点,这个平衡点就是最佳的有效剂量。

应该重视研究方药的有效剂量范围,然后才会知道它的起效剂量、有毒剂量、最佳有效量,所以我们成立了方药量效研究学会,其中一个很重要的目标就是搭建一个平台,把研究医学的、药学的,中医的、西医的,药理的、临床的专家联合在一起,共同把量效的问题研究清楚,使中医药有更大的发展空间。

方药量效关系在慢性乙型肝炎分阶段、多层次论治中的应用体会

池晓玲

理、法、方、药是中医辨证论治的重要内容,在"药"这部分的含义中,除了说明要选对药之外,药物的剂量也是影响临床疗效的关键因素。我们的团队在慢性乙型肝炎治疗的疗效关系研究上做了大量工作,根据疾病的不同阶段、不同层次进行遣方用药、明辨剂量,取得较好的临床疗效。以下,将结合慢性乙型肝炎肝郁脾虚证,探讨专科经验方的量效关系。

一、辨证立法,方药有优势

中医药在治疗慢性乙型肝炎中的优势已经得到公认。辨证论治可以最大限度地体现用药的灵活性,适宜于慢性乙型肝炎多环节治疗和阶段用药的需求。慢性乙型肝炎有不同的临床阶段,每一个阶段临床表现不同,治疗环节也不一样,就可因证立法,证变而法变,法变而方异。同一阶段的证候不相同,诊断和方药也可因之而异。辨证用药的灵活性不仅使治疗方法丰富多彩,也有助于个体化治疗方案的制定。

1. 肝郁脾虚是慢性乙型肝炎最常见的中医证型

有学者对近 10 年慢性乙型肝炎中医证型的文献研究结果显示,慢性乙型肝炎有 24 种中医证型,其中肝郁脾虚证是慢性乙型肝炎最常见的中医证型,占所有病例的 32.22%。国家"十五"攻关项目对慢性乙型肝炎的证候研究显示:肝郁脾虚、肝胆湿热证患者占慢性乙型肝炎患者的首位,占 67.9%。我们团队对慢性乙型肝炎的中医证候研究显示:肝郁脾虚占慢性乙型肝炎患者的73.16%。可见肝郁脾虚是慢性乙型肝炎最常见的中医证型。

2. 慢性乙型肝炎中医诊疗方案的制定

在慢性乙型肝炎中医证候研究的基础上,我们开展慢性乙型肝炎中医诊疗方案的修订、优化工作。我们团队在总结前人优秀成果和近代全国名老中医经验的基础上结合现代先进技术、成果及民间单方和临床实践经验,提出并在临床实施肝病多维系列疗法体系,取得较好的临床疗效。例如,针对临床最常见的肝郁脾虚证慢性乙型肝炎患者,在临床中应用协定方——和合疏养方,根据肝郁脾虚证慢性乙型肝炎的疾病特点开展分阶段、分层次治疗,充分体现

了中医辨证论治的灵活性。和合疏养方的主要组成有柴胡、白芍、党参、茯苓、甘草、枳壳、丹参。

二、疾病分阶段,量效大不同

慢性乙型肝炎分为 4 个不同的阶段:慢性乙型肝炎携带者,慢性乙型肝炎,乙型肝炎肝纤维化、肝硬化代偿期,肝硬化失代偿期。这四个阶段的特点是:慢性乙型肝炎携带者,主要是毒邪内伏,肝郁较重而脾虚尚轻;慢性乙型肝炎,常常表现为木郁土壅、因实致虚的过程;乙型肝炎肝纤维化、肝硬化代偿期,主要表现为正虚邪实;肝硬化失代偿期主要表现为肝郁脾虚兼肾虚,气、血、水、痰、瘀、毒互结的状态,病变特点是本虚标实。由于慢性乙型肝炎疾病不同阶段的病机特点不同,因而,临床应用和合疏养方的量效特点也因之而异。

1. 慢性乙型肝炎携带者:药量宜轻,轻灵宣透

由于慢性乙型肝炎携带者处于病情的轻浅阶段,在治疗上,应立足于整体,疏肝解郁,扶正祛邪,采用和肝理脾法治疗,方药采用和合疏养方加减。在疏肝方面,主要是柴胡和白芍药对,柴胡取小、中剂量,一般 5 ~ 10g,白芍 10 ~ 15g 达到疏肝养肝的目的。若肝经郁热,则加大柴胡的用量,可用至 15g。若肝郁较重则柴胡、白芍等量配伍,均取中等剂量,一般 10 ~ 15g。理脾方面,一般使用党参 10 ~ 15g、白术 10 ~ 15g、茯苓 10 ~ 15g,取"见肝之病,知肝传脾,当先实脾"之意。慢性乙肝携带者辨证以肝郁为主。柴胡小中剂量应用具有疏达肝气、宣畅气血的功效,与白芍配伍,一升一降、一散一收,达到疏肝养肝的目的。随着剂量加大,柴胡清肝经郁热作用加强,因此,若合并肝经郁热者可应用中剂量柴胡。同时,此期正气尚足,脾虚不甚明显,故健脾药物宜小剂量应用,取"肝病实脾"之义。

2. 慢性乙型肝炎急性发作期:药量宜重,直折病邪

慢性乙型肝炎急性发作期的临床表现多见乏力身困,脘腹堵闷不适,纳差、恶心不适,或见黄疸,溲赤,舌暗红或暗淡,边尖齿痕,苔白腻或黄腻,脉弦滑或弦数。此阶段的病机主要是疫毒蕴结中焦,肝失疏泄,脾失健运。治疗上应急则治其标,重锤出击。采用疏肝运脾佐以祛湿清热的治法。在和合疏养方的使用方面,也要做到机变量变。

在疏肝方面,柴胡、白芍药对,一般取中剂量 10 ~ 15g。若肝郁化热者,则柴胡可取中大剂量 15 ~ 30g。肝郁化火者还可以结合黄芩、栀子等配伍使用,

共奏疏肝理气,清肝泄火的功效。在运脾方面仍然使用党参、白术、茯苓之属,剂量10～15g。若中焦湿浊明显者,茯苓可大剂量应用,一般使用30g。若素体脾土不足者,此时宜大剂量使用土炒白术,可用至30～45g。若湿聚成痰者,还可与桂枝配伍使用温化痰饮。若兼见黄疸或肝胆湿热明显者,则可以配伍大剂量茵陈30～45g或赤芍15～60g,清利肝胆湿热,清热凉血。柴胡中剂量应用具有疏肝解郁的作用,大剂量应用则具有清泄里热的功效,配伍黄芩、丹皮等应用能清肝胆郁热、清血分瘀热。此阶段由于疫毒蕴结中焦,脾气不运,方中白术健脾燥湿,茯苓健脾渗湿,配伍应用,共同达到健脾祛湿的功效。此时,白术及茯苓宜大剂量使用,可用至30～60g。若湿聚成痰,则应与桂枝配伍成为苓桂术甘汤温化痰饮。

3. 慢性乙型肝炎慢性活动期:药量宜平,以平为期

慢性乙型肝炎慢性活动期临床表现多见胁肋疼痛、肝区胀闷不适,脘腹胀满,乏力身困,纳差,舌暗红或暗淡,边尖齿痕,苔薄腻脉弦或弦滑。此阶段的病机是木郁土壅,肝气乘脾,肝郁脾虚。治疗上注重以平为期。采用疏肝健脾,培土泄木的治法,在和合疏养方的量效关系上要重视"平"的特点。

疏肝宜采用缓肝法,柴胡仍使用小剂量,5～10g,配伍中高剂量白芍15～30g使用,以疏肝解郁,柔肝养血。若肝气盛,甚则引动肝风,则可加牡蛎15～30g以熄风潜阳或用天麻10～15g以平肝搜风。在健脾方面,由于本阶段脾虚的表现较明显,需要加大补脾的力度,在党参、白术、茯苓的基础上加用黄芪或五爪龙,一般使用中剂量15～30g。白术既补益脾气,又健脾祛湿,中剂量可用15～30g,使脾气健旺而能胜湿。由于这一阶段肝气仍偏旺,木气乘脾,导致脾失健运,肝郁与脾虚均较明显,治疗宜采用培土泄木法。这时采用小剂量柴胡,白芍取中剂量,以柴胡辛散与白芍酸收,一散一收,达到缓肝之效。肝为贼脏,若肝气盛引动肝风,出现头晕头痛,可加入牡蛎。牡蛎与柴胡相配,一升一降,调理气机,使肝气平和。此外,还可以加大健脾补气的力度,采用中、大剂量党参、黄芪、五爪龙等药物。

4. 乙型肝炎肝纤维化、肝硬化代偿期:药量宜大,扶正祛邪

乙型肝炎肝纤维化、肝硬化代偿期这一阶段的主要病机是肝郁脾虚,正虚邪实,络脉瘀阻。治疗以疏肝健脾,理气通络为法,在方药量效的应用方面则要注意药量宜大,使祛邪不伤正。

在疏肝方面,柴胡取小剂量5～10g,白芍也取中小剂量,10～15g。由于这个阶段的病机特点是因郁致瘀,因此,可配伍小剂量丹参、田七片等药物应用,

一般 10 ～ 15g,达到疏肝通络活血的目的。若出现肝虚证候,可配合使用补肝法,配伍枸杞子 10 ～ 30g、生地 10 ～ 15g。在健脾方面,这个阶段脾虚明显,易生湿邪,治疗宜重用补脾法,佐以醒脾法。补脾法可大剂量应用党参、白术、黄芪等补气药,白术用量 30 ～ 45g,甚至 60g;党参、黄芪用量 30 ～ 90g。湿浊明显者,可配伍小剂量 3 ～ 5g 砂仁、白豆蔻等以醒脾化湿。

本阶段的病机肝郁脾虚的肝郁、脾虚两方面,以脾虚更明显,故采用大剂量补气健脾药物以培土泄木。小剂量柴胡的应用,还具有升阳举陷的功效,与大剂量补气健脾药如黄芪、白术、党参配伍,在健运脾气得基础上,达到刺激中阳复升的目的。这个阶段病程长,久病必虚,易出现肝血虚、肝阴虚等肝虚证候,宜在疏肝健脾的基础上使用补肝法,应用枸杞子、生地之属,扶正祛邪,也达到已病防变的目的。

5. 乙型肝炎肝硬化失代偿期:药量宜沉,驱邪扶正

这一阶段病机特点是在肝郁脾虚的基础上又有肾虚、气血水互结、正虚邪盛。在治疗上应注意扶正祛邪,标本同治,以疏肝健脾,活血利水为治法。和合疏养方在这一阶段量效关系也与之相应。

疏肝方面,柴胡、白芍均宜使用小剂量,5 ～ 10g,轻清宣透,疏达肝气。若肝郁较明显,上冲于肺,可配伍小剂量桑白皮、桔梗 10 ～ 15g,清金抑木。若肝郁乘脾、气滞明显者,还可配伍小剂量木香 3 ～ 5g,疏肝利胆,行气健脾。健脾方面,此阶段主要以脾虚与湿浊壅阻中焦为主要表现,脾虚明显,治疗上宜补脾法与运脾法、健脾法、醒脾法配合使用。补脾法尤其重用白术、黄芪,用量 60 ～ 90g;运脾法宜重用苍术,可用 30 ～ 45g;湿浊明显者还可配伍大剂量茯苓 30 ～ 45g,薏苡仁 30 ～ 45g,健脾祛湿,或小剂量砂仁、白豆蔻醒脾化湿。若合并中阳不足者,配伍杜仲、桂枝 10 ～ 15g,温阳健脾。

这一阶段正虚邪实,脾虚明显,甚至出现中阳不足、肾阳不足的证候,但湿浊壅滞,水湿难化,此时,宜补脾、健脾、运脾、醒脾综合应用,在重用补气健脾药物如白术、黄芪等的同时,也重用苍术、茯苓等运脾、健脾。若肝气郁滞与湿浊壅滞胶结难解,此时疏肝药物柴胡、白芍、木香及砂仁等芳香理气健脾等药物的使用尤其重要,既可以宣畅气机,又可以防止大剂量补脾药物壅滞之弊。

三、疾病分层次,量效有规律

慢性乙型肝炎发生发展的过程及转归受多种因素的影响,即使在同一个病变阶段,其表现也是千差万别:症状体征纷繁,客观指标会有种种异常。因

此,在临床用药中涉及到多个层次、多个环节,临床应区别轻重缓急,分清主次先后,在整体调理的前提下,或对某一环节重点解决,或多环节同时进行。

黄疸是慢性乙型肝炎的常见症状,但是黄疸由湿热、寒湿不同的病因导致而有阳黄、阴黄的区别;阳黄之中感受湿邪与热邪的不同,又可导致热重于湿、湿重于热的差异。在临床治疗过程中,需要同中求异,分清层次,各有重点,在遣方用药时也要做到层次不同,药量有异。

阳黄的病机特点是肝郁脾虚为本,湿热蕴结中焦为标,治疗上应以疏肝健脾,清热祛湿退黄为法。临床应用和合疏养方治疗黄疸时也要根据病机的特点,调整药物剂量,做到证变而法变,法变而方异。阳黄初期正气尚足,则白术、党参、茯苓用小剂量 10~15g 以顾护中州。这一时期可加用茵陈 15~30g,大黄 5~10g,若便溏者用酒大黄,一般大便宜保持在 3~5 次/天为宜。若湿热明显者,茵陈可用至 60~90g,热象明显还可配合蛇舌草 15~30g 或虎杖 15~30g 等药物清热解毒,苦寒直折,使邪去正安。若瘀热明显者,则宜配合大剂量赤芍 60~90g,凉血活血退黄。

阴黄的病机特点是肝郁脾虚,合并中阳不足,寒湿蕴积中焦,治疗上应以疏肝健脾,温化寒湿,活血退黄为法。临床应用和合疏养方时要注意阴黄的患者正气已虚,党参宜用 15~30g,白术改用土炒白术 30~45g 以健运脾气,还可加用黄芪 15~30g 加强健脾补气的作用。茵陈仍以中大剂量 30~45g,但需要配伍运脾化湿药物如苍术 15~30g 使用,以助中州运化,祛湿退黄。中阳不足者,还可配合少量温阳药物使用,如附子使用 10~15g,取"少火生气"之义。瘀象明显者,可配伍赤芍 15~45g 活血退黄。

介黄,介于阳黄、阴黄之间,其病机特点是肝郁脾虚,湿热郁蒸,湿重于热,治疗以疏肝健脾,祛湿清热退黄为法。由于介黄的患者正气易虚,临床遣方用药需要注重顾护中州,和合疏养方中的白术可易土炒白术,宜大剂量应用 15~45g,还可配合大剂量茯苓 20~45g,以健脾祛湿,使邪去正安。茵陈的使用也宜大剂量,30~60g,还可配伍酒大黄应用,共奏清热利湿、活血退黄之功。郁热明显者,可配伍赤芍 30~60g 凉血活血退黄。

急黄的病机特点是肝郁脾虚,湿热夹疫毒发黄,治疗上疏肝健脾的同时,要注重清热祛湿解毒。急黄早期正气尚足,和合疏养方中的党参、白术宜用 10~15g;中晚期正气已虚,则党参、白术可用至 15~30g,还可以配伍生黄芪 15~30g 加强顾护中州。若热毒明显,柴胡可用至 10~15g 清肝经郁热;合并发热者,柴胡可用至 30g,还可配伍黄芩 10~15g、白花蛇舌草 15~30g 等清热解毒,加强退黄力度。在这一阶段,要加用退黄主药茵陈,可至 60～120g,清利肝胆湿热;若郁热明显,还可配伍大剂量赤芍 30～120g、大黄 10～15g 使用,以凉血活血,通腑利胆退黄。

临床上,应用和合疏养方治疗黄疸,须配伍清热退黄的主药茵陈,并视阳黄、阴黄、介黄、急黄等不同黄疸类别使用不同的剂量。在清热退黄的同时,须强调的是一定要顾护中州,尤其在介黄、阴黄及急黄时,需要加大健脾补气药物的剂量。在治黄的过程中,还可结合慢性乙型肝炎的发病特点,在和合疏养方的基础上,适当配伍活血药物使用,可以大剂量使用赤芍凉血活血退黄。临床实践证明,对于急黄的患者,重用赤芍,能促进黄疸的消退。

典型病例:患者黄某某,36 岁,2008 年 12 月 13 日入院。主诉:因"乏力、嗳气 2 周,发热、身目尿黄 1 周。病史:发现乙肝表面抗原(HBsAg)阳性 10 余年,后间断体检,肝功能间断轻度异常,未予重视及系统诊治。2 周前因工作劳累出现乏力、嗳气伴右胁胀闷不适,无身目黄染,未就诊。近 1 周来发热伴身目黄染,查肝功能 ALT 1669U/L, AST 1515U/L, ALB 33.4g/L, TBIL 215μmol/L, DBIL 120.4μmol/L, IBIL 94.6μmol/L, 总胆固醇 2.52mmol/L, 空腹血糖 2.92mmol/L, AFP 671.6ng/ml, 凝血三项:PT 25.3s, PTA 27%, 考虑"病毒性肝炎乙型慢性重型"收入肝病科。初诊症见:身目黄,黄色尚鲜明,尿黄如浓茶色,极度乏力,右胁胀痛,嗳气、呃逆,腹胀、纳差,恶心呕吐,进食后明显,舌暗红,苔薄黄,脉弦滑数重按无力。临床四诊合参,诊断为急黄(肝郁脾虚,疫毒蕴结),方选和合疏养方加减:

柴胡 10g	党参 10g	白术 10g	茯苓 30g
黄芩 10g	赤芍 500g	绵茵陈 30g	炒栀子 10g
郁金 15g	枳壳 10g	蛇舌草 30g	北芪 15g
甘草 5g	虎杖 30g	田七片 15g	

7 剂,水煎服

二诊:患者服药后精神明显好转,乏力、右胁胀闷较前减轻,身目黄染未转深,无嗳气、呃逆,无恶心欲呕,口干,少许口苦,纳眠可,小便黄赤如浓茶色,大便 7～8 次/天,质烂,舌暗红,苔薄黄,脉弦滑。经过上方治疗后大便溏,次数多 7～8 次/天,考虑脾气不足,因而上方易白术为土炒白术,剂量加大至 20g,再服 7 剂。

三诊:患者服上方后精神好,无乏力,胃纳佳,睡眠好,身目黄染明显减轻,无嗳气、呃逆、恶心呕吐等症状,舌暗红,苔薄黄,脉弦滑。复查肝功能 ALT

25U/L, AST 37U/L, ALB 38.9g/L, GLB 45.5g/L, TBIL 99.2μmol/L, DBIL 65.0μmol/L,TBA 292.3μmol/L。至此,患者热象、湿热较前明显减轻,因此,在原方基础上,加大土炒白术、黄芪剂量至30g,加强健脾补力的力度,同时,去炒栀子、虎杖防止苦寒太过,并减少柴胡、茯苓、赤芍、绵茵陈等剂量,具体如下:

柴胡 5g	党参 15g	土炒白术 30g	茯苓 15g
白芍 10g	赤芍 60g	绵茵陈 15g	郁金 15g
枳壳 10g	蛇舌草 15g	北芪 30g	甘草 5g
田七片 15g			

7 剂,水煎服

本例患者属于慢性重型肝炎(慢加急),是中医"急黄"范畴。其发病特点:发病急,病情重,易出现变证。治疗方面,退黄是关键。中医讲"用药如用兵",兵贵神速,用药亦如此。急病、重病用药药量要大、药力要竣猛,才能拨乱反正,阻断病情的发生、发展。大剂量赤芍凉血活血退黄,苦寒直折,清血分郁热。《本草要略》认为赤芍能"泄肝家火"。当代著名肝病学家汪承柏也提出"凉血活血退黄重用赤芍"的治疗思路。现代药理研究表明,重用赤芍治疗重型肝炎,能明显降低血栓素 B2,改善血液粘滞度,具有明显的利胆作用,减少内毒素的吸收。我们认为不论是重型肝炎或是肝硬化顽固性黄疸,只要存在瘀象就可使用赤芍。急性或亚急性重型肝炎患者赤芍每日剂量成人可用300~500g,随着病情好转,胆红素下降,逐渐调整剂量,临床上未见明显不良反应。

四、辨证审因,量效有差异

1. 运气学说指导配伍,量效大不同

运气治疗理论,是五运六气理论体系的重要组成部分,也是其致用之处。临床上,我们遵循自然气化与疾病之间的关系,运用运气学说指导临床诊疗,根据天地阴阳来调整人体,不但达到人体内环境的"阴平阳秘"的状态,同时,还实现人体与外环境之间的相对平衡和谐的关系,达到提高临床疗效的目的。临床上,将运气学说运用于临床,除指导临床用药配伍外,还指导药物的量效关系,取得良好的疗效。

例如,2012 年的运气特点是木运太过,太阳寒水司天,太阴湿土在泉。气候特点是上半年偏寒,下半年多雨,全年气候以寒湿为主,且气运会先时而至。

它的发病特点是岁木太过,风气流行,脾土受邪。民病飧泄食减,体重烦冤,肠鸣腹支满。

初之气:主气厥阴风木,客气少阳相火。发病特点是易在肝病的基础上感受风热之邪。此时,和合疏养方的应用也要调整。疏肝方面,柴胡是宜小剂量5~10g,白芍宜用10~15g,一散一收,畅达肝气。健脾方面,党参、白术宜用大剂量,15~30g,取"肝病实脾"之义。若感受风热之邪出现肝经热盛者,柴胡可用15~30g,还可配伍菊花10~15g清热解表。素体阴虚内热者可配伍生地10~15g养阴清热。

二之气:主气少阴君火,客气阳明燥金,春行秋令。发病特点是以气郁中满的症状常见,也容易引起肝病病情反复。此时治疗,疏肝方面,柴胡5~10g,白芍宜用10~15g,剂量宜轻,轻清宣达肝气。健脾方面,党参15~30g,白术宜改用土炒白术15~45g,健脾祛湿,达到培土泄木的目的。若气郁明显者,加荷叶10~15g,升发清阳,清热利湿。若中满明显者,加薏苡仁15~30g清热利湿,砂仁5~10g醒脾化湿。

三之气:主气少阳相火,客气太阳寒水。发病特点是内郁热,外受寒。使用和合疏养方时,柴胡宜用5~10g,白芍宜用10~15g,宣达肝气。党参宜用10~15g,白术15~20g以健脾益气。若郁热明显者,配伍黄芩10~15g,黄连10~15g清泄郁热。合并寒湿困脾者,配伍苍术10~15g燥湿运脾。

四之气:主气太阴湿土,客气厥阴风木。发病特点就容易湿热交蒸致病,在和合疏养方的应用上,柴胡宜用5~10g,白芍宜用10~15g,宣达肝气;党参1~30g,白术改用土炒白术15~45g,可配伍黄芪或五爪龙15~30g加强培土泄木之力。若肝气盛引动肝风者,配伍防风10~15g祛风除湿。湿热蕴结中焦者,茯苓可用至30~45g,或加用黄连5~10g清热祛湿。

五之气:主气阳明燥金,客气少阴君火。发病特点是容易出现燥热伤阴的症状。临床应用和合疏养方时,柴胡宜用5~10g疏肝解郁,白芍宜用15~30g,加强柔肝养肝之力。党参、白术均使用15~30g,可配伍黄芪或五爪龙15~30g加强助脾运化之力。若燥热伤津者或素体阴虚者,配伍沙参或百合15~30g养阴生津。

终之气:主气太阳寒水,客气太阴湿土。发病特点是容易出现寒湿中阻的症状。应用和合疏养方时,柴胡宜用5~10g疏肝解郁,白芍宜用10~15g,一升一降,宣达肝气。党参15~30g,白术改用土炒白术30~60g,可配伍黄芪30~60g加强助脾运化之力,脾健自能胜湿。中焦湿阻明显者配伍苍术15~

30g 加强燥湿运脾之力;中阳不足者配伍杜仲 10～15g 加强温阳健脾之力。

五运六气之化,有当至而至、未至而至、至而未至的不同情况,形成为平气、太过与不及的运气变化,从而影响人体疾病发生、发展。临床上,我们通过分析一年的运气变化及其发病特点,进一步采取相应的治疗措施,在和合疏养方的基础上进行方、药、量的配伍调整,临床应用 10 余年,疗效显著。

2. 体质不同,方药用量定趋向

体质因素在肝病的发生与演变过程中起着决定性的作用。根据慢性乙型肝炎患者各自不同的五行人体质特征,在临床肝病的诊疗过程中探求病因,分析病机,判断病变的性质和发展趋向,及时调整方药用量,以药性之偏性纠正人体之偏性,避免病情反复。临床上,我们按照王琦教授的体质九分法对慢性乙型肝炎患者进行体质分类,并依此进行方药用量的趋向调整,取得良好的疗效。以下针对慢性乙型肝炎最常见的气虚体质、湿热体质患者,临床应用和合疏养方的特点。

气虚体质:以右胁隐痛,脘腹胀闷,神疲乏力,少气懒言,四肢倦怠,面色少华,舌淡暗,边尖齿痕为辨证要点。临床应用和合疏养方时柴胡宜用 5～10g,白芍 10～15g,疏肝柔肝。党参 15～45g,白术改用土炒白术 30～60g。可配伍中大剂量黄芪 30～60g 加强健脾补气之力。中焦湿阻者可配伍苍术 10～15g 燥湿运脾或木香 5～15g 疏肝行气,助脾健运。

湿热体质:以胁胀脘闷,纳呆,口苦口粘,面红目赤,便秘尿黄,舌红苔黄腻为辨证要点。临床应用和合疏养方时,柴胡宜用 5～15g,白芍 10～15g,宣达肝气。党参 10～15g,白术 10～15g。若肝热明显者,柴胡可用至 15～30g,疏肝泄热,或配伍丹皮 5～10g,黄芩 10～15 清泄郁热。湿热明显者,茯苓用至 30～45g,或配伍薏苡仁 15～30g,猪苓 10～15g,清利湿热。

体质理论在临床中的应用,更能体现中医个体化辨治慢性乙型肝炎的优势。

麻杏甘石汤治疗小儿支气管肺炎量效关系研究思路与方法

马　融

我报告的题目是《麻杏甘石汤治疗小儿支气管肺炎量效关系研究思路与方法》。为什么要介绍一下研究思路和方法呢？我们这个课题是 973 课题的一个子课题,现在还在进行中,有一些阶段性的成果,我想把这些成果给大家做一个简单的介绍,并且把研究思路与方法同大家作一个探讨。在做这个课题的过程中,我们感触非常深的有以下两点。第一点是量效关系研究的重要性。通过做这个课题,我们体会到在临床中只要辨证准确,选药得当,疗效的好坏和安全性与我们的用量有非常大的关系。所以这个也更加坚定了我们做这个课题,并在临床中应用量效关系的信心。第二个体会是,量效关系研究的方法有很多种。我们要介绍的是一些比较简单的方法,可能还有许多其他的方法。

我们根据这几年做课题的体会,量效关系实际上对于不同疾病来讲都有不同的意义。我的专业是小儿神经系统疾病,比如多动症,现在的发病率非常高,并且有越来越高的趋势。现在多动症的治疗药物什么时候给药有很大的讲究。虽然多动症的表现是小儿烦躁不宁,但实际上它是一个精神性的疾病。对于中枢神经性疾病我们就不能用传统的给药方法,一天两次早晚吃,或者一天三次早中晚吃。多动症给药一定要早晨和中午,因为早晨给药以后,孩子上午要上课,这时给药可以提高孩子的兴奋性,能够使他的注意力集中,认真听讲。中午也可以给药,到了晚上的时候,我们就不能再给药,如果再给药就会影响他的睡眠。另外,我们治疗小儿癫痫,大部分病人容易在夜间发作,所以我们也在探索给药方式。常规的给药方式是一天两次,如果我们把早晨的用药总量改为三分之一,晚上睡觉之前用药总量改为三分之二,能不能提高我们对于癫痫病发作的控制？诸如此类问题都可以进行探讨。今天,我主要是想谈一下量效关系在研究中的思路和方法。

临床研究的模式方面,我总结了四点。一是病-效-毒。我们这一代的中医,比我们的老师,以及我们老师的老师,优势是什么？我觉得是我们现在对于西医病的认识比他们更加多一点、比他们清楚一点。所以我们现在搞某些病的研究,一定不能笼统地把研究一个病,甚至是一个证作为我们研究的目标。比如,现在不能以中医诊断的腹痛、头痛、咳嗽等等进行研究。咳嗽、腹痛都包括了很多种病;又比如我们诊断为胃脘痛,但不一定都是胃的问题,心肌梗死的早期也可以表现为胃痛,也有的病人表现为牙痛。所以不能单纯的以"证"来认识,现在我们已经过渡到了从"病"的角度进行认识。比如糖尿病的研究还应该进行细化,是 2 型糖尿病还是 1 型糖尿病。在我们儿科里见到的糖尿病大部分是 1 型糖尿病,胰岛素依赖型,这时如果光给中药是不行的。我们谈的量-效-毒,其中的毒实际上指的是不良反应。怎么研究病? 根据研究的病取得的疗效和不良反应,这是我们现在研究的重点。比如说小儿支气管肺炎,这是一个病位诊断,如果从病原做诊断,最少包括三种:细菌性、病毒性和支原体肺炎,尤其是支原体。我刚毕业的时候,支原体非常少,现在非常多。我觉得有两个原因:一是现在确实有很多病人,二是现在的诊断方法比较先进,能够检查出来支原体。所以对于病来说要更加细化一下,只有越细化我们的治疗才会更有针对性,疗效才能越好,不良反应才能越少。所以病-效-毒,是我们现在研究的一个方法。

二是证-效-毒。证,大家都知道,证候都写得非常规范,我也多次参加教材的编写,而且症状现在写的越来越系统,越来越明确。这样有好处,对于学生来说比较容易学习,但在临床中,我觉得不一定好用。比如说感冒,教材上分为风寒感冒、风热感冒、暑湿感冒。实际上在临床中我们很难见到一个典型的风寒感冒或风热感冒。为什么呢? 因为现在病人的体质不一样。以我们儿科为例,儿科的热象比较常见,中医认为小儿为纯阳之体。小儿受寒以后,他可能就不是一个风寒证,而可能是一个外寒内热证,临床上非常多,这些证的不同也会对疗效产生影响。对于证,我们也要辩证地看,既要遵循证,也要灵活的运用证,否则的话就不能有效地提高疗效。三是量-效-毒,这是我们研究的重点。四是时-效-毒,主要是指我们给药的时间长短,也就是疗程。

下面我介绍一下我们正在做的这个课题,也是 973 课题的子课题,共包括两个部分。

第一个我们做的是整方不同剂量的研究,这个方法是比较老的方法,是大家比较熟悉的方法。我们选了低、中、高 3 个剂量,主要是以麻黄为主。其中大剂量麻黄是比较厉害的用量,特别是对于儿科来说,麻黄是应用比较慎重的一味药。低剂量是 3 克,中剂量是 6 克,高剂量是 9 克,另外,其他药味的剂量比是 1(杏仁):1(甘草):4(石膏)。以上药味,水煎服,每天的用量 150ml,分 3

次服用。我想说明的是,在进行该研究时,在各个方面我们都制定了非常严格的标准化操作流程,比如药物的选择、药物的采购、药物的煎煮、药物的配送以及服药的方法都严格遵循标准化操作流程。因为儿科与别的科室不同,小儿有时会比较抗拒汤药,经常是吃一半洒一半。所以,我们派大夫监督着小儿服药,不能有浪费,研究质控都非常严格。

我们是要观察这三个剂量治疗小儿支气管肺炎风热闭肺证的疗效,方法采用中央随机、双盲、剂量对照、多中心临床试验设计。观察指标如下:第一是疗效性指标,指临床痊愈的时间;第二是完全退热时间;第三是中医证候疗效;第四是中医单项证候的疗效。大家知道,儿科的肺炎有四大主症:热、咳、痰、喘。所以我们把这四个单项症状拿出来作为疗效性指标。安全性指标都是一般的,包括血、尿、便、肝功能、心电图等,另外,我们还根据可能出现的不良反应也列入了安全性指标。病例选择和排除标准都是比较常规的,包括符合中医诊断,等等。为了通过伦理审查的要求,我们要求在就诊前 48 小时之内的最高体温不能超过 38℃,年龄段选择为 3～6 岁。因为年龄也是影响量效关系的一个非常关键的因素。

不仅如此,对于成人的用量我也有一些个人的想法。有些成人,有些 18 岁以上的女士,比较瘦的体重只有 50kg,有的则有 100kg。50kg 和 100kg 的病人,服药量相同,这合适不合适?成人科室可能对这些不是很重视,但在儿科则非常重视。在儿科,用药量一般按年龄、体重或体表面积来计算,比如 3 岁,体重下限一般要年龄乘 2 加 8。现在的儿童很少见到营养不良,更多的是营养失调,在城市里非常多见。经常吃洋快餐的孩子都较瘦,达不到 14kg,但体重的上限,我们没法说。比如说,6 岁的孩子,年龄乘 2 加 8,是 20kg,但实际上,30、40kg 的孩子都有。所以现在儿科界有一个比较大的问题就是体重到底应该怎么算?临床上,一个 6 岁儿童体重 30kg,给药到底该怎么给?尤其是西药,都是按每千克体重多少毫克,我们与西医进行了很多次交流,还是按教科书上按年龄来计算体重吗?有些医院的门诊都设有体重计,让患儿先称体重,然后再决定用药量。比如 6 岁 40kg,如果按 40kg 来计算药量,西药也会中毒。所以,我们达成了一个不成文的惯例,或者说大家默认的一个方法:按正常体重,以 6 岁的正常体重 20kg 为例,如果实际体重是 40kg,就按 (20＋40)/2,按 30kg 计算。虽然这种方法没有什么依据,但在临床操作上还是比较可行的。

纳入标准中的第 5 项,白细胞小于一万,C 反应蛋白正常,是因为这次我们观察的主要是病毒性支气管肺炎。对这个病，西医没有什么办法，抗病毒药物基本上无效，另外就是可以不用抗生素。如果选择细菌性支气管肺炎，不用抗生素，不符合伦理的原则，但是我们的方案中也选择了一个基础治疗。另外，是签署了知情同意书。我觉得，病毒性肺炎还需要细化，因为现在儿科中最常见的有三种，一个是呼吸道合胞病毒，最为常见，它基本上占到了病毒感染的 40% ~ 60%，但这种病毒感染的表现并不严重。第二个是流感病毒，第三个是腺病毒。腺病毒感染导致的小儿肺炎是非常非常重的。所以，如果我们治疗病毒性的小儿支气管肺炎，探讨它的量效关系，我觉得我们还应该进一步地把所针对的病毒搞清楚。这样才会对后来我们所做的评价和推广应用都有益处。治疗上，基础用药我们用的是白霉素。另外，根据症状来讲，肺炎在小儿发病早期，传变特别快，加重特别快，死亡特别快。现在医院每天都有几个死亡的患者，但是如果在儿科有病人死亡，那就是非常重大的事件。所以针对肺炎的一些其他症状，我们使用了一些合并用药，比如说：痰壅的给沐舒坦来化痰，喘憋的给博利康尼，来缓解支气管痉挛。针对高热发烧，体温如果大于38.5℃，我们先给予麻杏甘石汤进行治疗，如果在 1 个小时之内患儿体温下降不足 0.5℃，或者体温继续上升时，就按照 SOP 给予物理降温，如果还是不行，才会给退烧药。退烧药现在也主张不给解热镇痛的，因为儿科用解热镇痛药容易出现 Reye's 综合征，所以我们多给予非甾体的药物，比如美林。另外，如果合并细菌感染，发热 3 日不退，白细胞总数大于 12000 的，我们就加用西药。如果加用了西药则算作无效病例。

临床疗效判定分为四项。第一个是疾病疗效，临床痊愈的标准是肺部啰音要消失，完全退热，喘促消失，咳嗽、痰壅要降至 1 级及以下。如果其中有一项未达到标准，则算作未痊愈。第二个是完全退热时间。因为儿科对于体温的定义是，只要小于等于 37.2℃ 则算作正常体温，所以把 37.2℃ 作为完全退热的标准。第三是中医证候疗效。第四是单项症状指标。我们非常重视这个单项症状的消失情况，因为我们课题的第二个方案就是根据单项症状来决定给药的。单项症状主要是指热、咳、痰、喘，都消失了，定为临床痊愈；有一项未消失的，定为未痊愈。我们观察疗效有 2 个时点，一个是第 6 天，一个是第10 天。

结果显示：第一，麻杏甘石汤不同剂量对于小儿支气管肺炎都有一定的疗效。也就是说，即使是低剂量 3 克，也有效果。第二，对于疾病整体的疗效、中医证候疗效，中、高剂量组均明显优于低剂量组。现在在临床中，尤其是一些综合医院的儿科,都不太敢用中药,特别是麻黄这类药,大家都非常慎重。因为现在《中国药典》中麻黄的最大用量是 9 克,且 9 克是成人的量,儿童到底用多大量,《药典》没有说。没有怎么办?大家就用减法。根据年龄,按《药典》量的 1/2,1/3,1/5 进行折算。实际上,我们觉得《药典》的量,儿科也可以作为参考。我们在全国做过一些调查:在全国三甲医院的儿科中,60% 的中药用量都超过了《药典》规定量上限的一半,有约 40% 达到了《药典》规定量的上限,还有的医院儿科用量基本上与成人量差不多,而且疗效确实很好。对于 3 岁的儿童,我们教科书里写麻黄用量是 3 克,但是在这项研究中我们用了 6 克、9 克,就是想看看到底有没有什么不良反应?它的疗效如何?从研究中可以看出,中、高剂量的疗效确实优于低剂量。第三,在单项症状方面,咳嗽、痰壅的疗效是中、高剂量组优于低剂量组,并且中、高剂量组在临床观察中两组的疗效基本上是一样的,没有显著性差异。所以,结论是中剂量组已经达到了该方最大的、最优的量效比。麻杏甘石汤治疗小儿支气管肺炎,尤其是病毒性小儿支气管肺炎有明显的疗效,呈现明显的量效关系。

另外,说一下不良反应。我们在研究操作中也是特别担心,3 岁患儿用 9 克麻黄到底会有什么不良反应?大家知道,麻黄的发汗作用特别强。我们的给药方式是每日 3 次,每次 50ml,总共一天 150ml。但是 3 岁患儿按 50ml 给药,有的患儿就出现了大汗淋漓,心动过速,而且非常烦躁。虽然我们想做一下心电监护来观察心率,但患儿不配合。所以,我们对于麻黄 9 克的汤药,没有采取一日 3 次的方式,而是改为小量频服——每次服用 2~3 勺,24 小时内服尽一剂。通过这种方法,观察到汗出、心率、烦躁等不良反应都大大减轻了,疗效依然能够保证。通过这个研究,我们体会到量-效-毒一定要引起大家的重视。

第二个研究是根据患儿症状的改变来改变剂量,我们称之为"随症施量",就是在辨证基础上,应注意根据症状的变化来调整药物剂量。中医的证,实际上是包括了西医的症状和体征,但是在儿科,尤其是 3 岁以下的患儿,他对症状的描述不全,也不可信。所以,儿科的症状主要是以体征来代替。中医认为支气管肺炎的病机是肺气闭塞,麻杏甘石汤的功效是发汗解表,宣肺平喘。其中麻黄针对的是热、喘,能发汗,有退烧的作用;杏仁能降气止咳,针对的是咳;生石膏能清热泻火,针对的也是热;甘草能祛痰止咳,针对的是痰。我们就是根据发热、咳、痰、喘这些体征出现的轻重来调整药物的用量。

随症施量有 3 个要素:症状指征、时间点和药量变化。症状指征指的是疾病表现最突出,最为患者和医生所关心的症状和体征。我们做过一个流行病学的调查,调查显示,患儿家属对小儿肺炎最为关注的症状是发热,占 74.5%;其次是对咳嗽的关注度,占 18.2%。而从医生的角度来看,临床上也是对发热的情况最为关注,占 84.6%,每天查房时的第一句话常常是"还烧吗"?在调整用药的间隔方面,经流行病学调查,通常医生认为应在治疗小儿肺炎疗效不佳时,在第 1～3 天内对处方做出调整,平均时间为 2 天,而选择 1 天就应调整处方的人数最多,占 30.8%。60.9% 的患者家属普遍认为应在 2～3 天的时候对处方进行调整。所以我们根据症状变化来设立药物剂量调整的标准。我们选择住院病人 80 例,随机分为随症施量组和非随症施量组,每组 40 例。试验组是根据症状的变化来增减药量,非试验组则按固定剂量给药。因为大家最关心的是发热,所以以服药后 24 小时作为调整用药的时间点。试验组的起始剂量设为较小又有效的最小有效量,即低剂量组(生麻黄 3g、杏仁 3g、炙甘草 3g、生石膏 12g),最高剂量即是整方研究中的高剂量组(生麻黄 9g、杏仁 9g、炙甘草 9g、生石膏 36g)。试验组前 6 天,每日可根据症状体征来调整一次处方用量,如果发热症状未消失,则每天在低剂量的基础上,增加低剂量组的 1.5 倍量。服药方法是我们研究的重点,我个人认为这个方法还是不错的。具体的服药方法是:对照组每天按低剂量组口服,试验组第一天口服剂量与对照组相同。试验组第二天观察前 24 小时体温,体温降至 37.3℃ 以下者按原量口服;前 24 小时体温大于等于 37.3℃ 的增加每日服药最至 1.5 倍。第三天,如果体温还没有降到 37.3℃ 以下,就把药量增加到 2 倍。第四天增加到 2.5 倍,第五天增加到 3 倍。从第六天以及后就按第五天的每日量将剂量固定。也就是说,只要体温没有降低至正常,我们就继续加量。结果显示:在第 6 天及第 10 天两个时点,试验组的疾病痊愈率均优于对照组。从疾病痊愈天数来看,试验组患儿住院时间也要明显少于对照组。在我们医院治疗小儿肺炎要求 7 天必须痊愈,所以基本上在第 6 天都能痊愈,虽然会有后遗的咳嗽、有痰,但发热在 6 天之内基本上都会消失。在发热症状的存在率方面,试验组要明显低于对照组。如在服药后 48 小时进行观察,试验组仅有约 21% 的患儿有发热症状,而对照组有约 41% 的患儿仍有发热。按照 50% 的退热发生率来看,试验组的完全退热时间约为 20 小时,而对照组为 42 小时。这提示随症施量的方法在提高疾病的总体疗效和改善单项症状方面,可能是一种较好的治疗模式。这种给药方式比我们常规的给药方式要更好。

在这里想谈一下我们的思考。第一是麻杏甘石汤疗效确切,尤其是儿科我们感觉它是无可替代的。麻杏甘石汤应用了上千年,依然有满意的疗效,我觉得医圣张仲景非常伟大。反过来说,我觉得我们中医发展太慢,2000年后还在用老祖宗的方法,却没有替代的方法产生。第二,现在的麻杏甘石汤在应用时跟张仲景时代相比应该有所变化,因为我们现在有很多外部条件发生了变化,比如我们的生活条件改善了,冷暖问题已经基本解决,不容易受寒。此外,交通工具的发达,我们的运动量明显下降,饮食也明显地改变,在这种情况下我们该怎样应用麻杏甘石汤?还有环境污染确实严重,以京津冀为最,PM2.5是一个比较大的问题,因为这种细颗粒物会沉积在我们的气道,它对健康的影响正在逐年体现,将来可能影响最重的就是儿科和老年病。现在呼吸系统疾病发病率很高,尤其是哮喘的发病率呈直线上升,跟PM2.5都有密切的关系。第三,中药材质量下降,古人用药量少,而我们现在用药量多。古人用的药都是天然的,我们现在用的药都是种植的,上了化肥,会影响有效成分的含量。第四是病毒变异,张仲景时代的病毒是什么,我们无从知晓。但现在的病毒几年就会变异,变异以后我们再用麻杏甘石汤是否依然能够取得较好的疗效?第五是抗生素发展神速,并且疗效也非常好。在这种情况下,我们的麻杏甘石汤应该怎么办?所以我们现在把他定位在病毒性支气管肺炎。最后,西药的退烧药疗效非常好,儿科常用的是美林、泰诺林,比任何一种中药的退烧效果都快,维持时间也更长。这些古今的变化值得我们深入思考:当下我们该如何更好地使用麻杏甘石汤,如何发展麻杏甘石汤?

最后说一下展望。第一,麻杏甘石汤治疗病毒性小儿肺炎,疗效非常地肯定,在此基础上,我们能不能做一些工作?比如说抗生素的问题。现在对抗生素的使用要求非常严格,三甲医院的抗生素不能超过50种,二级医院的抗生素不能超过35种,而且作为医院院长考核的一个指标。如果抗生素的进货太多,使用太多,则院长的考核就会不合格。那么,我们的麻杏甘石汤能不能代替抗生素?我个人觉得完全可以代替。现在我们正在研究"绿色抗生素",就是用植物药制备抗生素,我想麻杏甘石汤在这个方面能够起到很好的作用。第二,这次研究中麻杏甘石汤就用了四味药,我觉得如果想提高疗效,应该再做一些加味,这四味药的力量还比较单薄。第三,虽然在研究中应用麻杏甘石汤取得了较好的疗效,但我们还应该关注安全性。如果合并细菌感染,我们必须要采取措施,合用抗生素,主要是观察白细胞和CRP。此外,一定要用住院病人,能不能用门诊病人来观察?既然麻杏甘石汤治疗小儿肺炎这么有效,并且小儿肺炎也属于急性病,能不能把它开发成注射剂?可能会比喜炎平、热毒灵的效果会更好,因为千百年来临床上已经证实它非常有效,尤其在儿科。虽然现在的清热解毒注射剂没有儿科专用药,但实际上这些注射剂都在儿科广泛地应用。比如说喜炎平,厂家的报道,75%的产品用于儿童。如果麻杏甘石汤能开发成注射剂,可能会有广阔前景。

最后,应当坚持中西医结合治疗小儿疾病,提高疗效。中医治疗小儿疾病确实有非常好的疗效,确实有很多比西医西药有优势的地方。下面还要多研究如何跟西医结合,缩短病程,防止重症肺炎,减少死亡率。

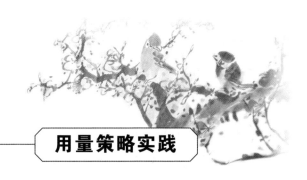

用量策略实践

● 从临床谈经方用量策略 ●

仝小林

我今天谈的题目是《从临床谈经方用量的策略》,副标题是《方药临床用量策略的解读》。下面从四个方面来谈:一、经方剂量考证及折算的标准;二、方药临床用量策略的解析;三、临床用量的策略原则;四、保证临床安全的策略。

理、法、方、药,是整个中医辨证论治的基本过程,我们的方药量效研究分会,其实是为了一个字,为了在理、法、方、药的后面加一个"量"字而努力。这个"量"字,要求我们在未来几十年,甚至可能更长的时间里做出不懈的努力。提高中药的临床疗效,寻找方药的合理用量,构建方药剂量的理论,这些问题都是摆在我们面前的科学任务。如何提高临床疗效,我觉得"量"是非常关键的。抓住了量就等于抓住了牛鼻子;抓住了"量"就等于抓住了蛇的七寸。把"量"掌握好,那么临床疗效肯定会有很大的提高。我们提倡和强调的应该是合理用量,而不是一味地强调大剂量。对"合理"二字,是指要恰到好处地来应用方药剂量。其次是构建方药剂量的理论,我们的"973计划——以量-效关系为主的经典名方的相关基础研究"只是做一个初步的框架,真正要构建方药剂量的理论是一项宏大的工程,需要更多人、更长时间的努力来完成这项工作。所以,科学、准确地掌握用量,引导中医走向一个量化的时代,是中华中医药学会方药量效研究分会的使命之一。

一、关于经方剂量的考证与折算标准

经过中国中医科学院范吉平教授、北京中医药大学傅延龄教授的详细论证,才推算出这样的剂量,也就是经方的本原剂量:1两约为13.8g。这个剂量的提出经过了很多方法的论证,包括文物的实地考察、若干经方药物的重量实

测、文献资料的再研究、度量衡专家的权威论证,综合整理分析而得出。13.8g约等于14g,14g和15g比较接近。另有专家提出15.625g,最后折合1两约等于15g。那么我们是不是把经方一味地要按照1两等于15g来使用呢?如果都是这样折算的话,临床上可能就会出现一些问题。比如,对一些预防性疾病的治疗可能就用不了这么大的剂量。这种情况下,如何让经方在临床实际应用中起到一个引导、指导的作用也是我们很多专家密切关注的问题,就是这样的一些经方剂量的折算标准到底能不能通用?我认为,要分两个层面,第一,对真正的急危重症1两等于15g来应用,一般的疾病1两折合9g来应用,慢性病是3g,中间都是差6g,作为调整的一个范围。3g、9g、15g,推荐这样的一个方法,可能就比较适合于临床实际的应用。第二,对一些预防性的疾病,一些小病、慢性病的调理多予2~3g,这指的是汤剂的剂量,其他剂型另当别论。

二、方药临床用量策略的解析

因病、因症、因方、因药来施量,这是基本的用药策略。在辨证准确、药材质量具有保证的前提下,病、症、方、药是影响用量最主要的因素。所谓因病施量,是根据疾病、根据病势来进行施量;因症施量是根据病人的表现所反映的症状来施量;因方,即是根据制方的大小、处方的剂型等等;因药,因药性、药效而施量,因配伍施量,因服药反应施量,因服法施量,等等。今天我们在这些方面再做一些解释。

先说说因病施量,凡是需要长期调理的慢性病、轻浅的疾病,甚至"未病",所用的剂量都应该是偏小的,所以我们推荐了汤药的3g剂量。其实在临床上,像这类的疾病我们建议1~2g足矣,因为有时候3g都偏大。然而一些急危重症和疑难疾病,在一般的常规剂量不能起作用的情况下,可以考虑大剂量。此时,这种与病相关的量效关系,简称为"病量效",它包含了"随病施量"和"因势施量"。随病施量,是根据疾病的种类来施量,来调整单味药物或整方的剂量。同一味中药所取功用不同的时候,它的剂量也不同。比如半夏,1两降逆止呕,2两安身催眠;柴胡小剂量升提,大剂量退热等等;这就是同一个药,作用不同,剂量不同。还有就是"病"决定方的用量,根据疾病具体的病情来决定。因势施量,主要是根据病的轻重缓急来考虑方量的大小。像桂枝汤、桂枝加桂汤,就是个典型的例子,同样的药物组成,但是调整了剂量之后,整个方的治疗方向、治疗作用都发生改变,由解表变成了平冲降逆。再者厚朴三物汤、厚朴大黄汤、小承气汤,相同的药物组成,因为配用的剂量不同,使它们的治疗方向及治疗力度有了显著差异。厚朴三物汤偏于下气除满,厚朴大黄汤偏于行气化饮,而小承气汤重在轻下热结。同为承气,大承气是急需存阴通腑泻热,而小承气针对的燥结比较轻浅,导致方剂剂量上有了很大不同。因此病势重的要有大剂量,病势轻的要用小剂量,才所谓"因势施量"。

举几个病例。患者女,48岁,腰痛伴尿频一周,2002年因子宫肌瘤行"子宫切除术",2009年12月因卵巢囊肿行"左侧卵巢切除术",2010年查出"慢性附件炎"(左侧包裹性积液)。她的症状表现主要是腰部的针刺样疼痛,小便频,心烦易怒,烘热汗出。左附件区的包裹性积液,有湿热内蕴的情况,清利湿热的同时活血化瘀。这个时候大剂量施用苡仁、败酱草,加上桃仁来消积、消水。两个月后,腰痛和尿频消失,B超显示左侧附件区的包裹性积液消失。遗留的其他症状,予大柴胡汤和当归六黄汤为主善后。

患者女,41岁,产后特别怕冷,当时因为产后失于护理而受风,先后服用过附子理中丸、玉屏风散,没有特别的疗效。主要是怕冷、汗出、恶风,小便清长这些症状。予桂枝加附子汤,即在桂枝汤的基础上加上附片,方中用制附片55g,14剂以后,病人怕冷症状明显减轻,3个月以后也没有再犯。还有一个是重度胃瘫的病例,患者女性37岁,1型糖尿病史20余年。1988年因为酮症酸中毒入院,做过胆囊息肉切除术,术后发生呕吐,她的症状就是恶心呕吐,吐清水及胃内容物,每次发作直至吐空胃内容物为止,一直要吐干净。1型糖尿病的重度胃瘫,用的附子理中汤,其中附子30g。这里面就有个服法的特殊性。上次傅延龄教授专门讲了服法的问题。像这种呕吐的病人,吃了就吐,喝水也吐,吃饭也吐,难道吃药就不吐吗?所以经常因为呕吐大家就不敢再给她药了,实际上没有任何问题。吃完就让她吐,吐了再吃,不怕她吐,只要让药慢慢地进去就可以,小口频服,一天之内把这一剂药服完。病人三天之内吃药仅吐了一次,只吐了一两口,情况大大好转。三剂药呕吐止住以后,开始改服水丸,半年后体重从87斤增长到110斤。如果将来能够把附子理中汤治疗重症胃瘫,真正做一个循证医学的系统研究,我估计在国际上也是一些非常好的案例。再有就是治疗虚寒便秘,我特别喜欢用附子、肉桂配伍。但是附子用3g、6g在这个虚寒性便秘上,几乎没什么效用,只有大剂量才能对虚寒性的便秘起到通便效果。还有个病例是雷诺氏病,36岁,女性,雷诺现象已有四年,西医诊断的是结缔组织相关性肺动脉高压,毛细血管前肺动脉高压,右心功能代偿期。这个病人主要是手脚特别怕凉、怕冷,而且脸面浮肿,自主神经也比较敏感。给她按温阳散寒、养血通脉这样一个法则,用大乌头汤和黄芪桂枝五物汤,开始的时候用的是制川乌60g、桂枝45g、黄芪60g,这样一个剂量先给她用14剂。二诊时,手脚凉感减轻了30%,各方面的症状都有所好转,但是这种情况我们不是中病即减,而是中病即加,因为见到了效果。四诊的时候,病症已经基本痊愈,这时达到真正的有效之后,才开始中病即减,这个方药由两天一副,后来到三天一副,减少剂量,直至半年后完全治愈。这里面的附子,不同情况用的剂量不同,我们说乌头和附子,用附子一般是用治重症胃瘫,用量很少超过30g,但治疗危重症的时候似乎感觉30g还少,所以这个剂量可能还需要在大量的临床实践上来体会。包括黄芪,黄芪在治脏腑病的时候,像肾病45g,最多60g,但治偏瘫的时候,尤其是治疗中风后遗症,经常会用到60g以上,甚至到120g。我们感觉到像黄芪这样的药,补经络之气的功用,强于它补脏腑之气的效果。而人参,补脏腑之气强于它补经络之气,所以在不同的疾病上,可能用量有些不同。

第二讲因症施量,是指与症相关的量效关系,我们称之为"症量效"。强调的是在理法方药确定以后,对量的准确把握,包括"随症施量"和"因人施量"。这个比较好理解,症状重用大剂量,症状轻就是小剂量。病人的体质、性别、年龄不同,肯定是要因人而异,个体化施治。像四逆汤,都用干姜,通脉四逆汤用了3两干姜,而四逆汤用的干姜是1两半,甘草和附子的剂量是一样的,对于阳微欲绝这种情况,可能干姜的剂量还要加大。干姜也好,生姜也罢,都是非常好的温阳药。我们曾经试过很多类似的温阳药,但对体内来说姜的作用可能是最好的,它才真正是一个暖胃的药。发散的时候用生姜,纯粹需要温脾胃治阳虚的时候就用干姜。青龙汤也是这样,因为剂量的不同,整个主病,对症状的轻重是不一样的,主要的依据就在于症状的轻和浅。

例如患者女性,50岁,眩晕欲仆,重度的梅尼埃病,眩晕发作的时候天旋地转,上吐下泻。看了她原来服用的方子,治疗总纲是苓桂术甘汤加减,思路没什么问题。为什么没有起效,主要是量不足,所以调整了她的剂量。像原方云苓15g,我们用了120g,其他药也全部加大了原方的用量,7剂,每天分4次吃,3剂以后症状就有明显改善。所以同样的疾病,关键在于是不是用量准确。都是吃饭,给你四分之一个馒头你肯定吃不饱,两个馒头肯定太饱了,所以剂量是很关键的。剂量用的不大,往往辨病辨证再准确也不行,所以我们特别提倡在理、法、方、药之后,一定要加一个"量"字。

我们用不同剂量的葛根芩连汤治疗糖尿病。一位糖尿病患者37岁,平时每天打22个单位胰岛素,糖化血红蛋白控制在8.9,这种情况我们用大剂量想要达到的效果就是快速降糖,28 剂以后整个情况开始好转。第三诊的时候,她的糖化血红蛋白已经从 8.9 降到 6.8,降糖效果非常明显。另一位 47 岁的男性,平时空腹血糖控制在 8.0mmol/L,用一个中剂量,也是吃 28 剂,服药三周后血糖降到 6.6mmol/L,同时停了口服药二甲双胍。也有一些情况可能就需要小剂量,患者男性,57 岁,未服任何西药,糖化血红蛋白控制在 7.2 左右,治疗之后下降到 6.1。可见不同的剂量可以取得不同的效果。

毋庸置疑,老人、小孩的用量肯定是要小,老人用量一般是年轻人的三分之二,而 3～6 岁的小孩为成人的三分之一,6～12 岁的学龄儿童为二分之一。剂量的多少在你开始用药的时候,脑子里面就应该有数。七八十岁的老人,用年轻人的剂量显然是不合适的,所以降到三分之二这个档次可能就比较恰当,而且体质强弱、性别都是施量时要考虑的因素。比如《伤寒论·辨太阳病脉证并治下》中提到的"右三味为散,内巴豆,更于臼中杵之,以白饮和服。强人半钱匕,羸者减之"、"附子三枚恐多也,虚弱家及产妇宜减服之"等等都是因人施量的宝贵经验,我们崇拜《伤寒论》一书,不仅因为它在临床上非常实用,更令我们叹服的是近两千年前张仲景就对整个方药的用量能做到如此细致入微的程度。曾经有个 8 岁的儿童,感冒以后出现哮喘,用射干麻黄汤,小剂量足矣。成人哮喘,同样是射干麻黄汤,所用剂量就有了很大区别。因人、年龄、体质的不同,剂量有所差异。

临证用药的时候,急性病可以首剂加倍顶上去,然后减量,或者注意停止。慢性病疾病发作的时候,先顶,然后是围、减、守,这个顶的话,也是首剂加倍,一下子就把病势压住,然后维持一个剂量,使它稳定,再减掉,最后就是长期守量。另外像慢性病的稳定期,需要一开始就是守法、守量、守方,保持一个固有的剂量,一直吃下去,可能要几个月,甚至几年的工夫。

病人的药量以配料保证,炮制保证,煎煮法保证,所以我们对于急性病的煎煮呢,通常是用头煎。张仲景的处方里可没有二煎,就是头煎,它的浓度大概是 60% 左右,这时药效是很强的。对于慢性病,不浪费药物可以二煎、三煎。服法的时候,急性病可以三次或四次,可以六次,可以八次,但是慢性病的话,可能就是两次、三次,甚至可能一次。酸枣仁汤用的剂量是大的,酸枣仁 120 克,最大剂量是酸枣仁对重症失眠的时候 180 克,这是张仲景酸枣仁汤本原剂量,张仲景本原的酸枣仁剂量是一升的酸枣仁,我们称了是 180 克整,但是这个时候的服法,不是让他一天服三次,是服两次,晚上一次,睡前一次,这样的话,加强他的睡眠,而不是让他白天去睡觉,这是服药的时间上有讲究。

李东垣用药舒缓而至,有汤剂,有散剂,有丸剂,他的剂量关系是什么样的,大量的汤剂是按照100%的话,而散剂可以去掉2/3的药量,而丸剂则是汤剂药量的1/10。所以总结几句话:大道至简,道法自然,参透病机,把握机关,四两拨千,一症一药,一病一量,一证一方,药并为剂,个性体现。急病大治,退兵不难,慢病小治,层层拨蚕,未病早调,发于机先。毒剧烈药,撼动即减,君臣佐使,章法井然,小方单刀,大方军团。小方单刀直入就可以,大方军团作战,单病单方,合病合方。形而下药,形而上人。形要精通,要非常精确;形而上,要有一个哲学思考,形神一体。

所以科学客观准确地掌握剂量问题,应该要从医和药两方面入手,医要把握用量的策略,药要注意产地、炮制、煎煮、服法,是保证它的真正的用量。

第三是因方施量。讲方药量效,是因为我们的药多数都是在方子里面应用的,单独的一味药,或者一个成分的用药,临床上还是比较少的。首先我们讲方,有个制方大小的问题,我把它称作"精方"与"围方"。精方,"精"是精简、精炼、精干的小方子,方中药味很少,药量非常集中,需要它迅速起效,集中火力攻打目标。张仲景的《伤寒论》多属于精方、小方,最多也只是中方,大方、超大方很罕见。《黄帝内经》里讲的是以三、九、十三这样一个标准来考虑小方、中方、大方。我们说小和中这种情况,基本上都属于精方,大和超大就属于围方的范畴了;围方就是大包围,特别是现在新的医疗形势下,有些疾病可能需要围方。老龄化社会带来的人口老龄率大大增加,使得一些人带病延年,从而易导致多系统、多脏器出现问题,这时就需要用围方进行一个全面的调理,而且是个缓慢、长期的调理。患者病情复杂,所以我们也需要一个集合,而不是以一味药为主,因为一味药的剂量过大之后,它的风险就大了很多,但我们用十几味、二十几味药组成的围方共同担当一个部门的时候,风险也减小许多。所以围方需要用在慢性病、老年病、多系统需要调理的病。其次剂型也很重要,现在很多临床医生提手就是汤药,一灌到底,病愈为止,这是非常不科学的。汤药只是一种形式,"汤者荡也",病比较急危重的时候才用汤药。我们现在根据不同剂型对应三种不同剂量,一个是汤药,一个是煮散,一个是丸散膏丹。针对不同的疾病即使用汤药,仍然要分15g、9g、3g三个层面去考虑;煮散的剂量大约是汤药二分之一;然后是丸散,"丸"就是大蜜丸,"散"指的粉末,它与煮散的区别在于,煮散的颗粒相对要大一些,20~40目这样的范围之内叫做煮散,而大于60目以上就是细的,那就是粉末;还有膏丹,其中"丹"就是现在我们说的水丸。丸散膏丹基本是在一个层面上,它所含的药物剂量、每日服用剂量大致是相同的。因此通过汤药、煮散、膏丹这三个层面来考虑整个方子，会使处方针对性更强，用药更个体化，也更加好把握，绝不能汤药一灌到底。汤剂和煮散比较，煮散的用量是汤剂的三分之一到二分之一，而丸散，像五苓散之类的，剂量基本上是汤药的十分之一。像抵当汤里水蛭用三十个，虻虫也是三十个；而抵当丸里，虽然用了水蛭二十个，但以水 1 升，煮一丸，取七合服之，熬过以后只剩一点点，真正的有效剂量非常小。虽然张仲景用水蛭，用了 108g，实际上药中有效成分已经是微乎其微，关键就在于煎煮的时间，时间越久，水蛭的有效成分破坏的就越多，仅在汤剂中保留了水蛭很少的有效成分。我们的经验是使用虫类药基本上都打成粉剂，这样会大量节省药源，而且效果非常好。我们治疗很多重症肾脏病的时候，水蛭分 3～6g，非常重的用 6g，一般情况下用 3g 就够了，而这个水蛭 108g，可见仲景的用法也不见得都是神圣的，不能改动的，我们还是要辩证地发展仲景。像我们在生活中，粥里放些大枣，虽然大枣已经稀烂了，但你仍然能吃出甜味。

精方药味少而精，药专力雄，而围方就是平和的用药，用常规或者常规以下的剂量即可。一个很复杂的病，四五十味药组成一个方子，即使长期服用也不会出现什么特别的毒副作用，这就是围方的好处。因此要针对不同的情况，进行不同的应用。我举一些病例。

患者，31 岁，肥胖 8 年，2 型糖尿病，BMI：34.48，糖化血红蛋白 9.4。这是一个典型的脾瘅，用较大剂量的小陷胸汤加减来治疗。患者除了痰、湿之外还有水，这种病人的特点是手脚发胀，尤其夏天更明显，一般都是水多，所以加用葶苈子、车前子。经过六个月的治疗，体重从原来的 120kg，逐渐减到并保持在 90kg，血糖也从原来 8.5 降到 6.9。

再举个慢性浅表性胃炎的例子，患者消瘦 6 年，胃胀半年。我们用枳术汤治疗他的胀，针对他的肠上皮化生用六味地黄丸。六味地黄丸治疗肠上皮化生最好的方法就是用大蜜丸，空腹的时候含化，一天 2 丸，效果非常好，基本上半年以后肠上皮化生就能正常了，将来大家有兴趣可以做临床试验好好研究一下。

还有个病例，患者 52 岁，他是经肝穿刺活检诊断为原发性胆汁性肝硬化、肝纤维化。层粘连蛋白正常应该不超过 130，他的检查结果是 596；三型前胶原正常应不超过 120，他的检查结果是 697，而且门脉也是接近边缘，这种情况我们将大方制成两份，每天服用。经过一年半的治疗以后，这些指标基本都恢复正常了，而且脾大、门脉也明显的减轻。像大黄䗪虫丸这样的药，就是需要长期、有耐心地缓冲补虚。对于治肝无论是肝炎、肝硬化,我们都应该很有信心,因为肝脏的再生能力特别强。昨天我去观摩一个国家重大计划"973 项目",它主要是研究肝脏和胰腺这类实体器官的再生,中药在这方面有很好的效果。还有像强直性脊柱炎,患者是 25 岁的女性,腰痛、晨僵近八年,主要是腰骶疼痛明显,给她用止痛的九分散合黄芪桂枝五物汤。马钱子用 0.1g,一天 3 次,每天的剂量达到 0.3g,治疗效果很好,用药一年以后,疼痛基本都消失了。

下一个病案是肉苁蓉治疗便秘,肉苁蓉太小的剂量,起不到温阳通便的作用,所以需要大剂量。这个病人便秘 12 年,加重 8 年,原来芦荟胶囊是有效的,但是越吃越剂量越大,而且越来越不管用,包括麻仁丸数十剂,大便一样干燥秘结,甚至病人最长的时间达到一个月都没有大便。我碰到几例这样的病人,一个月大便一次,不知道吃的东西哪去了,对于这种情况,我们需要养血润肠,温阳通便,肉苁蓉用到 60 克,当归也是养血通便的,党参、首乌都有养血通便作用的,所以效果非常好,最后完全治愈了他的便秘。

下一例终末期的糖尿病肾病。患者 22 岁,水肿 2 年,血糖升高 13 年。13 年前因为 1 型糖尿病的酮症酸中毒昏迷抢救,此后就出现糖尿病肾病,已经达到了肾功能衰竭的地步,尤其是全身的高度的水肿,眼睑和下肢肿得非常厉害,行走困难,终日卧床,每天小便不足 200 毫升,非常怕冷,大便偏稀。这个病人用过很多的药物,但效果不明显,并且胆固醇特别高。因为有肾病,所以附子用到 60 克、红参 30 克、茯苓 120 克、酒军 15 克、泽泻 60 克,服了 7 付以后,全身的浮肿减轻了 50%,已经可以进行一些轻微的活动,但仍然是怕冷明显,排尿比以前强了。如此用药已经有动力了,接下来那怎么办呢,不是递减,而是要递增,这个时候我们把附子增加到 120 克,茯苓增加到 500 克,加上降血脂的红曲,再服药 9 付,全身水肿已经比初期又减轻达到了 70%,而且能够活动,可以自己来就诊,尿量达到 1400 毫升左右。此时停用了双克、卡托普利等利尿和降压的药物,症状都是有明显的缓解。我体会到,茯苓是个非常宝贵的药,它是一个缓慢的渗透性药物,它的作用经常可以替代利尿药或者作用更强的利尿剂,所以剂量一定要足够。对于这种比较重的水肿,茯苓起步量就是 120 克,最大剂量用到 500 克,而且非常安全,没有毒副作用,使小便慢慢增加,所以茯苓的大剂量使用是没有安全隐患的。在这种情况下,需要大剂量扭转定势,犹如劲兵,不能墨守成规,更不能杯水车薪,若药不及病,治疗就不会有真正的价值。

另外治外感时,我们经常说治外感如将,治内伤如相,这也是治疗用量的策略。外感病来得快,变化也快,所以兵贵神速,治外感如将,就是用药争分夺秒,方显霸道之气。什么时候用霸道,什么时候用柔道,这是医生要掌握的用量策略。

除了精方外,慢性病需要围方治疗。围方药多而广,靶点众多,适于慢性病调理,故用量平和,意在长期调理,缓慢见功。比如六味地黄丸多用于扶正,此时要坐镇从容,几年、十几年、二十几年长期慢慢地调理。又如大黄䗪虫丸,一吃就是一年、两年、三年、四年,慢慢调,不着急,不要马上见功效。

1985年,我跟随国医大师周仲瑛教授进行了一项关于流行性出血热的攻关课题,这个课题一共治疗了1400多例流行性出血热,使死亡率从百分之十点几降到一点几。西药除了支持疗法以外没有特别办法,所以在几个关键环节,一是高热,一是休息热,一是疾病的肾功能衰竭方面主要靠中药。当时在苏北农村,400例的急性肾功能衰竭,没有透析机仅靠中药治疗,效果很好。所以,对一些危急重症,必须把好握中药药量。

下一个病人,32岁,发热头痛、眼眶痛、腹痛、腰痛、少尿,精神萎靡、醉酒貌、球结膜充血、水肿等等,住院以后诊断为重症流行性出血热、肾功能衰竭。第二天发热,全身中毒症状开始引发少尿,仅有640ml,这就说明有弥漫性血管病(DIC)出现。到了第四天,病情一下子激进恶化,体温升至40度,狂躁不识亲,多人按捺不住,当时用西医针剂,没有特别大的效果,这时出现神昏谵语,全身紫绀,大便出血,心衰呼衰、脑衰及胃肠道的衰竭,加上憋气,弥漫性血管凝血。在这种情况下我们首先降温,予生地200克,石膏300克,和其他药物配合来治疗。第二副药后,体温开始明显下降,血压下降,心率下降,然后喘憋明显减轻,面部紫绀转红,神清语明,双肺湿啰音减少,尿量到了3100毫升,心衰、呼衰脑水肿等全部减轻。但是这样还不够,要乘胜追击,一举拿下,所以大生地用了400克,石膏200克,累计一日之内,生地服用800克,石膏400克,使心率迅速稳定,心率86次/分,体温37.0℃。两天之后情况基本稳定,病人很快就治愈出院了。所以在流行性出血热多脏器衰竭的情况下,按照《疫疹一得》所云"然用药必须过峻,数倍前人,方能取得斩关夺隘之效",包括我们治疗的和248例SARS病人,多采取这种"霸道"的策略。

下一例是重症伤寒感冒,患者,女,17岁,周身疼痛一天,晚上睡觉时吹空调感冒了,是外地的一个女孩,来到北京学画,家长提出来一定要一天康复。这给我提了一个难题,我们知道一般的感冒,一星期可能就自愈,属于自限性的疾病。但这种重症感冒用中药能不能快速起效？我们用了这样一个方子，生麻黄 24 克，桂枝 60 克，嗓子疼，金银花 60 克，芦根 120 克，分 4 次吃。因大剂量的时候不知病人的耐受情况如何，这是第一点。第二个要保持血药浓度，所以我们对于这种急症的时候，服用 2 次，4 次，甚至分 8 次吃。以前我在外科会诊时，经常会碰到棘手的病症。如果用中药保守治疗一下，不行马上手术，这种情况下我们经常生大黄在 30 克以上，芒硝 15～30 克。这么大的剂量，就是看能不能通便通下来。所以经常一天之内一副药分 8 次吃，一直到大便通下来，中病即止或中病即减的治疗策略。这个病人我们每天四次，三付药治好，然后第二天照样上课，没有影响学习。

地黄引子治疗脑髓空虚。老年人经常见到这种情况，做核磁的时候会显示脑萎缩，用地黄饮子治疗一段时间内达到比较有效的程度之后，可以慢慢地吃，这一例经过两年治疗以后，脑鸣、耳鸣、走路不稳、记忆力差等几个方面都得到改善。

所以，随病施量、随症施量、因势施量、因人施量，这是医生必须要掌握的用量的策略。比如说黄连，不是说黄连都是大剂量的。黄连在治疗脾胃病可能小剂量就足够了。这一例糖尿病患者，36 岁，对我提出的要求是不用胰岛素，不加西药，只用中药治疗。我认为这个要求太高，建议先吃 3 副药。如果有效就继续用；如果没有效果，还是用胰岛素。方里用了黄连 90 克，3 副药之后，血糖值下降，就又开了 7 副。最后，14 付药以后，效果极其显著。这是中药大剂量治疗糖尿病的疗效。

用黄连治疗失眠用什么剂量呢？这个病人 49 岁，每天晚上只能睡觉 2～3 小时，而且睡得很浅，心烦易怒，治疗时黄连、肉桂（交泰丸）按 1∶1 的比例，用很小的一个剂量，6g 就可以解决问题，28 付以后，睡眠就可以达到 6 小时以上。从这个病例说明剂量针对的疾病是不一样的。所以说，同一个药物，治疗症状轻重不同，用量也是要不一样的。

一个 4 年的糖尿病患者，没有经过任何西药的治疗，糖化血红蛋白是12.1。我用葛根 120 克、黄连 45 克、黄芩 45 克，治疗 3 个月以后，糖化降到6.3，这个降糖的速度是比较明显的。接下来我们看对于 1321 例的黄连降糖的一个回顾性分析，西医认为糖化血红蛋白下降 1.4 以上，就认为是有一定的作用，回过头来分析这 1321 例，黄连用量中 30 克是占了 65 例，糖尿病相对比较轻的用 15 克，相对比较重的用 45 克的黄连，汤药服用一个月，或两个月，或用三个月，之后血糖明显降低至 6 左右，就改成丸剂小剂量长期服用，所以剂量本身根据病情变化的,是一个慢慢调整的策略。当黄连剂量大于10克时配伍是非常关键的,如果不配伍好就会伤胃。黄连在《千金方》里面治疗消渴,一天可用一斤的剂量,一斤的黄连像喝水一样喝下去,治疗重症消渴,但是为什么后来没延续下来,是因为伤胃。治疗胃病时,对于胃气较弱的情况,我们解决的方法是用干姜或生姜配合,去其苦寒之性。在糖尿病的中、晚期里面,经常用到黄连30克,干姜的剂量也要加得更大,以保证不伤胃。在我们的几百例的病人里,根据邪胜正衰来进行用量,病重时用量应该大,邪气减时,黄连则应该减量。这里涉及两个策略,一个是中病即止,尤其是毒药,有效之后立刻就停止,用其他药物来代替。另一个是中病即减,比如说一付药有效以后,一付药吃两天或者三天,就是中病即减。我们要根据病势来决定,到底是减还是增。

有一例糖尿病的患者,48岁,尿里有酮体。我用的黄连是90克、黄芪60克、生石膏60克,组合起来是白虎汤。白虎汤在《伤寒论》的君药是石膏,对解决糖尿病是很重要的。21副药后血糖下降接近于6.3后,开始调整减量,石膏减量到30克。两个月以后,血糖达标,改成丸剂缓慢治疗,早晚各9克。所以我们说剂量研究并不是一味的大剂量,是该用大剂量时大剂量,该用小剂量时小剂量,同时配合每天一克的干姜,6克的黄连,配成9克的水丸。

中医治疗过程中,用药时间也是非常有讲究的。比如用酸枣仁汤治疗失眠,我们告诉病人的服药方法就是晚饭后吃一次,睡前吃一次,为什么?晚饭吃了之后,他开始晕乎乎的,然后睡前再给他加强一次,那么他很容易就睡着了。你不能早上一次,晚上一次。早上服药之后一上班就开始睡,上午睡,那不行,所以晚饭后、睡前服药。治疗便秘也是这样,晚饭前后各吃一次,第二天早上大便有规律。不然的话,告诉病人按常规服法早晚各一次,你让他什么时候大便,不知道。

第四,因配伍施量也很重要。比如说乌头的配伍,配白蜜、甘草、姜之类的解毒,还有用九节茶也是个很好的解毒办法。附子和细辛、大黄配伍,就是大黄附子汤,这都是在配伍上的应用。我们所研究的黄连和干姜的配伍,也有量的问题。

再讲几个病例。患者女性,17岁,没有明确诱因出现呕吐,去了很多地方治疗,多是靠输液、补充营养维持。我用的是小半夏汤和旋覆代赭汤,其中清半夏30g、生姜30g,28剂以后,患者情况明显好转。再服一个半月以后,完全治愈。还有用大黄黄连泻心汤调整配伍治疗癌症术后的刀口疼痛也很有效。

第五,因服药的反应来施量的情况更多了,像"乌头桂枝汤,其知者,如醉状"、天雄散是"不知,稍加之"等等,这些情况就非常好理解。用白虎汤治疗糖尿病酮症,患者女性,54 岁,糖尿病酮症,伴有呕吐、口干饮冷,每日大约喝 5 升水,尿酮体(+ +)。她的特点是没用过降糖的西药。用纯中药来治疗酮症:生石膏 120g,知母 60g,黄连 30g,2 剂后,酮体(+),吃到 8 剂的时候酮体(-)。然后减量,减量之后改成散剂,血糖也进一步地好转。

服法和用量的关系非常密切。乌头煎有毒,要求"明日更服,不可一日再服",已经强调了不能够再服,再服就有可能中毒;半夏厚朴汤,"分温四服,日三夜一服";桂枝甘草汤是顿服,所以过去是非常讲究用量和服法。有位患者男性,77 岁,四肢和臀部散发紫斑近半年多,且面积不断扩大,过去有银屑病和风湿性关节炎病史,用麻黄附子细辛汤,其中生麻黄 15g、黑顺片 30g、桂枝 30g,分早、中、晚、睡前四次服用,主要是增加血药浓度,同时又能够减少副作用。一个月以后,皮肤紫斑减少。

三、临床用量策略

我们讲过,一个是中病即止,中病即减,还有一个中病即加,这是一个原则;还一个原则是首剂加倍。在急性病和重症的时候,首剂加倍往往能够使药力迅速抵达病所,截断发展,扭转病势。而对于慢性病采取的是蚕食原则,慢慢治,不着急,逐渐给他治愈。再就是预服量给足原则,比如说吃了一副药,很可能晚上需要再加药,但如果这时候只抓了一副药,到晚上就失去了一次加药的机会,只能到第二天才能去抓药,所以西药药物有一个原则就是要准备充足。

四、临床安全问题

有效性和安全性有时是互相矛盾的,如何让二者达到平衡那就是我们今天讲的合理用量,不是最大有效量,而是最佳有效量。我提出这样几个原则供大家参考:第一是少量多次分服,可以大大减少毒性,而且能够保持较高的血药浓度。第二是再服法,针对急性病、急危重症的患者先开三剂药,要叮嘱他第一副药分两次吃,早晨、中午各一次,没效继服第二副,再没效加第三副。这样的话,按照一副一副的吃,根据病情来加量,但在每副的剂量上并不超量。第三试药,对某些体质弱一些,反应比较敏感的病人,先服用一半的药,甚至三分之一的药,吃完之后没问题,再加三分之一,再没问题一天一副,这样的话就比较稳妥。第四是根据身体情况,壮实还是羸弱,老人还是儿童,剂量上都要有所变化。第五是减量,更改剂型,及时更方。减量,病情减了,整个剂量就减。我们经常让病人吃几副之后,就改成两天一副,或者三天一副,这就大大的减量了。改剂型,就是说不要汤剂一灌到底,在症状有好转的时候,就改成煮散。煮散剂量就是三分之一到二分之一,再好就再改。再者针对急危重症要随时变化、随时调方,避免过量、过度的用药,甚至致死的情况。如此不仅节俭用药,而且能准确地把握病情的变化。第六是毒剧药,我们用毒剧药的时候,给病人留下我们的联系方式,有任何情况直接打电话询问。使用毒剧药、反药,不能开很多剂,有问题随时联系,以免将来出现问题。最后是安全检测,山东一个大学的副校长,我用川乌 12g,连续用了 8 个月,每个月必须查肝肾功能和血尿常规。有了这些保障措施,才敢继续用药,否则的话,用的不好是要出问题的。

中医一定要走向量化的时代,这个时代已经到来,我们希望中医、西医、中药、西药、临床、基础共同参与到量效的研究之中,为我们中医走向量化时代、走向科学化来贡献一份力量。

● 重剂经方治疗急危重疑难病证经验探索 ●

李　可

大家好,我一生学做中医55年,经历了无数艰难困苦,闯过了五大关:明理关、医德关、临证关、剂量关、毒药关。这次扼要叙述一下我闯最后两关也就是剂量关和毒药关的经历,或许对青年一代有点借鉴作用。

经方剂量的问题从古到今大家都经历过这样的疑问:经方,用到多少就到位? 这是好几百年的一个迷案。我今年81岁,学了55年中医,我觉得闯过去的第一关就是剂量关。这个东西我们医学界有一句话,说经方就是张仲景所著《伤寒论》中的方子以及上溯到战国时期的汤液。这个剂量是一个不传之秘。我在上世纪60年代以前不到30岁的时候,治疗过6例心衰患者,其中有5个死去了,最后存活下来一例,这个人一直活了18年,到最近一两年才去世。这个人是怎么样救下来的? 这是一个非常偶然的事情,他的母亲是我的一个朋友,这位老太太现代医学确诊她为肺心病20年,每年住院2到3次,最后一次住院是在1960年下半年秋天,疾病发作之后,病人出现心衰、呼吸衰竭的症状,最后脑危象出现了。当时我抢救过的这6例病人,因为剂量不明确,而且疾病发作初期的时候,药物用量很小。这其中有一个根据,明代的李时珍在写《本草纲目》的时候,书中有一个序例,这个序例中就提到自汉代以后一直到明代,究竟经方中用药应为多大剂量,没有非常可靠的根据,他经过研究大约可以得出结论:"今古异制,古之一两,今用一钱可也"。他的这个观点一直延续了460多年到现在。我当时已经发现经方不能治病,为什么不能治病? 关键是剂量,我学中医的时候,度量衡还是一斤十六两,一两十钱。我当年治疗这6例心衰病人的时候,由于当时解放初期生附子已被禁用,用小剂四逆汤救治又屡屡失败,故制附片已经从3钱、5钱,逐渐加至一两半。当时我的朋友他母亲病了以后,经过当地县医院的抢救,最后通知老太太不行了,赶快把她抬出去准备后事吧,要不然就死在医院了。在这种情况下,我去看了这个老太太,她全身都是冰冷的,除了心口这个地方微微感觉到有一点跳动,有一点温度以外,人已昏迷不醒了,测不到血压,六脉似有似无,二便失禁,唯趺阳、太溪、太冲三部脉尚缓缓搏动。于是我开药3剂药用作最后挽救,其中附子是一两半,那个年代一般的都是生附子,现在附子的种类很多,有生附子、黄附片、天雄片,还有炮附片,炮附片药效比较可靠,因为它唯一的炮制就是高温把药物爆裂了以后,切成片使用。当时这个药开了以后,我就跟那个朋友讲,你母亲的病九死一生,我观察她下三部主脉还有才开的这个药方,如果这 3 剂药吃完体温和脉搏恢复了,呼吸各方面都好起来了,我再看一下。结果第二天早上他就跑来我家里说他母亲这个药已经吃完了,今天早上已经下炕了。我说不对啊,昨天给你开了三剂药怎么一天就吃完了,他也不清楚,后经过我详细询问得知,一个垂危病人卧床,一家人乱作一团,儿媳要缝制寿衣、被褥等东西,忙乱之中将 3 剂药误作一剂煎煮,更加水少火大,煎出了不到半斤的汤汁,正值深夜子时,儿媳便隔 10 多分钟喂一匙,少量频服,40 分钟以内把这一剂药喂完了。喂完以后就出现了奇迹,病人睁眼,片刻后也不喘了,并且自觉饥饿索要藕粉饼干,次日已扶床走动,抢救成功后又活了 19 年,78 岁寿终。

　　这个奇迹是怎么出现的?实际上是误打误撞,因为我开出附子的剂量是一两半,三剂是四两半,四两半相当于现在的 105 克。这 105 克附子在 40 分钟以内吃下去,药效发生得非常剧烈,所以这次误打误撞给了我很大的震撼。我在这例病人之前治过的心衰患者,都没有这个严重,服药后症状可以缓解,但活了一段时间以后,最后又不行了。究竟是什么原因?大家都在摸索,这件事情使我留意到附子的毒性正是心衰病人的救命仙丹。如果不是三剂药放在一起煎煮,而且不是 40 分钟这个时间内把含有 105 克附子的药吃下去,她也不可能救活。这个病例对我启发很大,于是我开始查找历史上有关剂量问题的资料,发现除了李时珍的观点以外,其他人也没有什么更好的主张。因为东汉张仲景以后,中医的传承发生了断层,后世的诸多学派如温病派、时病派等,并没有把岐黄之道整体地传承,很多观点特别是对剂量的观点相互是有矛盾的。经过如此一个长期的历史传承断层,到李时珍的时代,他收集了很多验方。这些验方的特点就是只有药物组成,没有剂量,他出于当时的临床应用经验,提出了自己对剂量的建议。结果对后世影响非常大,他是一位权威人物,在药理研究上他有非常伟大的成就,所以从李时珍以后,"古之一两,为今之一钱"的情况延续了 400 多年。1960 到 1980 的 20 年间,我一直坚持原先的用量,认为剂量是经方治病的核心一环,犹如将军的刀剑,如果没有这个东西,经方不会治病。

　　1981 年的时候,一项考古发掘出土了一件文物,名为大司农铜权,是东汉度量衡器,它的发现证实了汉代一两等于现代 15.625 克,一斤等于 250 克,液体一升,等于 200 毫升。《伤寒论》是在东汉时期写成书的,所以仲景一定要按照这个度量衡作为标准。这一重大发现,解决了古方剂量的一大疑案,按古今度量衡标准,重新厘定经方剂量,可以体现仲景当年用药风貌,可以大大发挥经方的神奇功效。用治疑难杂症,可以药到病除;救治急危重症,可以起死回生。如果低于现在我们已经确定的这个15.625克,就是一两约等于15克,那就是没有达到经方的基础有效剂量。我一生学做中医55年,最后这50年就是在剂量问题上奋斗了一辈子。自80年代发现度量衡出土文物断定了一两为15.625克这个标准以后,我就把所有历史上《伤寒论》、《金匮要略》和汉代之前流传的方子,以至唐孙思邈流传下来的方子,全部都按这个标准改为一两等于15.625克。我一辈子就是这样认为:汉代《伤寒论》的一两就等于我们现在的15克。

我万分感激友人之妻,如不是她的失误,我将永远理解不了"医圣不传之秘在于剂量"这一条真理。经过50多年的临床实践,经方的剂量确实是一个非常重要的问题,现在已经非常明确了,我们应该相信大司农铜权,相信它是《伤寒论》成书的根据。这50年的时间,最初我一个人孤军奋战,如今我欣慰地看到全国成千上万的青年一代已经参加到这个行列里面来了,而且国家最近十年对中医非常重视。所以怎么样用好经方,怎么样使《伤寒论》能够发挥更大的效益,剂量是一个非常重要的问题。

第二个问题就是毒药,如何降低毒药毒性,使它能够在绝对保险的情况下治好病而不出现问题。由于药物产地有东西南北地域之异,因此按照中医的理论,药性各有升降浮沉之不同,中医正是用药性之偏来纠正人体气血阴阳升降之偏,下陷者用升浮,上逆者用沉降,以完成中气的圆运动,这样可以说一切药物都是仙丹妙药,不存在什么毒药。比如附子有大毒,但是它所针对的是大寒,那么大寒病遇到附子那就是救命仙丹,所以中药治病主要看针对的是什么。现在医学界公认的毒药有:附子、川乌、马钱子,等等。还有一些药实际无毒但被误认为有毒,一直流传了几百年,有辽细辛、生半夏、生南星、生禹白附子。现在我们看病遵照什么?遵照什么来了解药性?第一个就是《神农本草经》,它是用毒药治病的典范。因为《本经》有上代人的实践经验,最早总结了古代防疫治病的经验。第二个便是张仲景所著《伤寒论》,他用药的主要原则依据《神农本草经》,所以《伤寒论》是用毒药救人性命的集大成者。

我一辈子在和中药打交道,我主张若要闯毒药这一关,必须坚持这个传统:凡是相信《伤寒论》,相信古代中医学的,第一步必须亲尝毒药。比如附子,先准备好解毒的东西备用,然后在饭后,服煮好的附子汤,10克起服,由少到多,我的弟子们最多尝到一百克。体验一日夜各时段的感应。其中仅张涵一人一度发生瞑眩效应,昏迷三分钟,遂服解毒汤就清醒了,之后他出现了很多异乎寻常的现象,过去很多种病,逐渐都没有了,身体非常健康。我多年来临床的经验:第一点凡是四逆汤中炙甘草必须是附子的两倍,你用了30克的生附子,炙甘草一定要60克,干姜可以用30克或者45克都可以。第二点使用川乌的时候,川乌较附子的毒大,因此医圣用蜜煮乌头,为确保安全,我在上世纪60年代中期凡用乌头必加入黑豆、防风、甘草、蜂蜜。黑豆、防风用30克,蜂蜜用150克,和药材一起,或者在药煮好了以后再加蜜浓缩,都可以保证万无一失,在我治病的几十年当中,没有因为附子或者川乌造成过任何问题。因为我们一开始就了解哪种药它的毒性毒到什么程度,什么东西是它的核心。这便是亲尝毒药的重要性,须取得实感,再去治病。第二步,你必须领悟张仲景的思路和方法。张仲景后世称他为医圣,这个不是轻易来的。四逆汤用生附子一枚,生附子已是大毒,为什么还要破八片?就是因为破碎了以后,在煮的过程当中可以充分的发挥药效,煮出的汤液毒性更纯。我误打误撞的那个病人,煎药一个多小时,喝药的这个过程就是在40分钟以内喝了105克附子,这个事件发生以后,我们再重新读《伤寒论》的时候,便会顿悟到张仲景已经知道这是一个毒药,而且知道附子的毒就是仙丹。所以如果把剂量关过了,把毒药关过了,那你便是向前进了一大步。而且这些重要的关口,我们这代人闯过来了,告诉你们这些方法,是绝对可靠的。

另外我们当时保证医疗上必须既有效,病人又平安无事,万无一失。我在开始救这些病人的时候,有一些是农村的,有一些不识字,处方写了以后病人看不懂,像这样的病人,我们就跑到病人家里面,去把这个药给他熬好,等到他把药吃完了以后,密切观察40分钟,待病人安然入睡,方才离去。所以经过几十年得到的经验,绝对不会有问题。大家现在知道这是一个宝贝,但是不敢用,这个顾虑是不必要的。

关于细辛,细辛在《本草经》里面讲它无毒,《伤寒论》用细辛三两为基础剂量,比如麻黄附子细辛汤等其他几个方子,这个量其实就是45克。我按此量用了40年,几乎每天都要用细辛,因为山西属于偏寒的地带,冬天非常冷,寒邪致病比较多,反复的感冒,最后由表及里,沉寒痼冷伏匿于三阴经,细辛是扶正托透大法的主将,所以我几乎每天都要用细辛。基础量就是45克,从来没有用细辛发生过问题。我们相信《神农本草经》,那是经过总结千年以上实践经验而形成的一个宝典,而且《神农本草经》讲细辛还可以延年益寿。如果它是毒药,《本经》就不会有这样的论述了。比如附子有毒,有多大的毒,《神农本草经》讲得非常清楚。细辛被诬陷达500年，应当迅速平反昭雪，大家可以放心去用。

不过大家不要听我说的这么简单，如果要去实践，还需要下功夫去慢慢研究。如果你用这个经方的剂量，总是有点不放心，你可以在15.625克的基础上减去一半，或者用它的三分之一，不过三分之一那个量是我治小孩的。把这个目标明确了，应该努力去实践，才能复兴古中医，不被祖先骂我们是不肖之徒。

另外，毒药在治疗肿瘤的过程中有非常了不起的作用。第一点我首先肯定，肿瘤不怕毒药，第二点是毒药可以有使肿瘤消除的作用，只要你配伍适当，就不会有问题。

柴胡桂枝汤治疗三焦病症的思想

姜良铎

我今天和大家一块探讨的题目是关于柴胡、桂枝治疗三焦病症的思想。传统三焦的病症理解为上焦、中焦、下焦，上焦就是心加肺，中焦是脾胃，下焦是肝肾，这种思想，大多数在于温病的湿热症状用的比较多一些。自从中医院校教材编制以后，医学教育体系，一般倾向于以脏腑病证为中心，因而对经络病证已经好久没有人提起。对这样的认识和理解就只能与经络和针灸方面有关系。对于整个中医病证的理解，这样的认识非常之浅薄。我在临床中看，有一种特殊的病证，那就是三焦的郁滞。这种三焦的郁滞并不是上焦心加肺，中焦脾加胃，下焦肝加肾症状的加叠，而是整体上三焦气化不行。这种病证不是定位在上焦，中焦也不行，下焦也不合适，而是确定它三焦都有病。原先我自己看的一些个别疑难，十几年后再看，我感觉到这个三焦郁滞可以作为一种疾病的特殊状态，或者是一个普遍存在的状态，所以我们一定要改变过去的思路，不要把上焦病就理解成心肺病，中焦病就理解成脾胃病，下焦病就理解肝肾病，而是从三焦的经络和脏腑来理解，它是独立的、需要重新探讨的一个问题。

大家知道脏腑的概念，吴鞠通所说的三焦腑，功能是约束和主持水液运行。五脏分居三焦，在《温病学》里代表了一种层次的变化，实际上我们对于三焦的生理理解，是气、水通道。注意气、水通道，这个腑是通的，是运行气、水的。我们通俗地讲，三焦的形象和功用就是一个四通管。四通管是什么意思？上下通，左右通，四通。这个三焦气化功能，实际上在中医学基础和临床上理解它的生理功能是非常重要的，但我们现在很少有人这样认识，甚至有人说三焦只是一个思想，只是一种想法，因而没有内容。在临床上，三焦的气化功能确实是非常重要，大家看少阳为枢，半表半里的地方其实并不是非常精确，就是非表非里皆为表里，因为你无法定性为正好是一半表一半里，它可以30%是表，也可能40%是表，可以叫表里，不理解成半表半里，叫做表证里证或表里证。说表里什么意思？就是既有表又有里，但是占的比重不可以用半字来描述。少阳为枢的意思就是表里之间有一个沟通的关系，所以我们过去讲，太阳为开，少阳为枢，阳明为合。这里我们有必要看一下这个手少阳三焦经和足少阳胆经的关系。从身体来说，这个少阳经都循行在人的侧面，下面循行的是足少阳胆经,上面循行的是手少阳三焦经。"经脉所过,主治所及",经络有循行部位,正好占人体的大半的体表。胆经和三焦经,分布在人体的左右两半,占的面积很大,头部占多少,要根据经络的各个情况讲它的病证状况。太阳系统是主开的、主表的,阳明系统是主合的,主三阳之里的。阳明多气多血,太阳以卫气为主,所以少阳就是气血之间的沟通。大家要理解三焦是气血和水的运行通道,这个气化问题是中医的特色。我们现在学中医的有个很大的毛病,就是被现代医学的解剖和功能左右我们的思维,总认为中医这个东西好像没有具体的东西,其实这个三焦作为气血运行通道来说,它是具体的,而不是一个抽象的。三焦的功能:上焦如雾,中焦如沤,下焦如渎,讲的是什么?就讲水液代谢,水液代谢就包括水谷精微的代谢。因此,三焦是一个物质代谢的体系,是一个气、水、津液运行的通道。

我这几年发现男性的前列腺疾病,女性的卵巢和子宫的某些疾病,都和中医的肾有关,也和中医的三焦有关。肾阳虚的时候或者肾气不能够运行的话,所有的问题就都来了,所以现代的前列腺病实际归纳在中医里头,就是肾和膀胱的病,也就是三焦的病变比较多。我门诊看病人,就根据他三焦气化不利的表现,猜测其有前列腺肥大。有一年,我家乡来了一个患者,根据我的了解,他属于泌尿科的,我说他有前列腺肥大,他说不会吧!我看的是症状表现,我说这个一定是有的,你现在就去查。他做了一个彩超,结果真是前列腺肥大,比较重,但症状并不多,他说:你怎么能知道?我说三焦气化不行,由此而判定你前列腺是有问题的。当然女性的话,有时候是卵巢囊肿或者是子宫上的毛病。

还有一个问题就是三焦经和任脉、督脉的关系比较紧密。金庸小说上说把任督二脉打通了,就是这个任督二脉,任脉是滋阴,督脉是滋阳,三焦经和任督的关系非常密切。任督和奇经八脉的病症也是多年来我们不大重视的病症。对任督二脉的讲究很多,现在很多情况下存在督脉的病变,督脉的病变就是从颈椎到脊椎,这个相当于人的大梁,底下骨盆相当底座,人体的脏腑都在脊柱上挂着。人类进化带来了许多病,包括脊柱的病变。颈椎间盘突出,这听起来好像是骨科的病,而其实和我们的内科病是有很大的关系。比如,我的家属的病,胸闷憋气,无法缓解,他们都认为一定是心脏病。我检查了一下,这种病人肺部的胸椎部分常常能找到压痛,我说这个毛病在这儿,大梁不正,不是脏器出了问题,是脏器挂的那个钩上出了问题。钩上出了问题的症状和心脏出的症状是相同的。我叫来我的学生,他是搞骨科的,他一摸,找到一个胸椎错位的底,手法一拨,"啪"的一声响,一声响后胸闷随之消失,问题就解决了。

督脉不通了,大梁不正了,可以引起很多的内科病症,而这个和三焦的气化通道是相通的。

外感病的三焦不畅是外邪影响,内伤病的三焦不畅是元气不足,气化无权,当然又相互影响,所以我们要注意一个问题,就是三焦作为一个整体,元气不足,气化无权,气、精、水液调节失常,就会出现三焦的郁滞。应该用"郁滞"这个词更为精确,因为不畅是郁滞的一个部分,不通是任何一个因素导致三焦的经络沟通能力下降,气化能力下降导致的疾病。凡是三焦的气、津、水液出现的问题,那就是有病了,产生的后果就是"表里不通,上下不通",这八个字代表着一种病证。三焦郁滞的本质就是一种不和谐的概念,这种不和谐表现在五脏的不和谐,气血津液营养的不和谐,所以我们解决这个问题治疗思想就是通、调、气化。脏腑气血不调,郁滞需要调剂,总之通、调二字是治疗的基本思想。怎么通调,怎么来判定,只有见到一些具体的病例才会理解这个问题。

下面再说说具体治疗的基本思路是要"通调",我们感觉到最有意义的是柴胡桂枝汤的思路。大家知道柴胡、桂枝在《金匮要略》中间出现,治疗心腹卒中痛。《金匮要略》里的卒中痛,就是急性的疼痛。柴胡桂枝汤上下、表里四通,通调三焦具有重要的意义,基本上是小柴胡和桂枝的合方,桂枝的作用大家都明白,小柴胡的作用大家也明白。大家注意小柴胡治疗的病症,是不是有治疗津液不能流通的作用?所以小柴胡的本身是调整津液的处方。

我注重想讲柴胡和桂枝的剂量问题。前一阶段我看到一个科研报告,说柴胡的提取物有很高的毒性,实际上柴胡的剂量并不是小量。这种研究报告和我们临床之间相差甚远。我们绝不是把提取的柴胡给病人吃。现在一种倾向认为,中药提出来以后给病人吃比较合适,我认为这个很可能会导致毒性增强,疗效反倒没增强,因为成分理论不能说明所有的药效反应,这个是很明确的。如果说按照药理学的原理的话,我计算过黄连的抗菌抑菌的剂量,大概一个人一天吃半斤黄连才能达到药理效应,但是一个人吃半斤黄连,这是不可能的事!所以这个成分药理学只能是做参考,绝不能当成为临床上实际情况。说吃柴胡吃出毛病了,你现在就是给老鼠天天喂饲料和大米白面,它也能吃出毛病。所以这个实际结果是我们要结合具体病症的前提下来研究剂量。就现在来看,柴胡在临床上使用还是比较安全的,大概分为几个剂量。一般的柴胡折合临床应用,剂量应该是24克,但实际上我发现在临床上柴胡10克、12克、15克,基本上就达到了临床的需求。这个中药剂量绝非越大越好,也绝非越小越好,适合的就好。另外,桂枝的分量是可以增大的。

医生的职责就是把一流的知识转换为技术,根据每一个病人的不同情况,设计出不同的治疗方案来,所以有时候开出来药方,我自己看着也很不满意。为什么不满意?这个五花六道不和书本一样,看起来古古怪怪。曾经有一个人拿着我的药方到外边去抄方,那个大夫拒绝抄方,说你在哪找这么个野大夫,你看开这个方,书上都没有这个,这个敢吃吗?病人说敢吃,基本都好了。他说:那你找谁看的?病人说:我找北京姜老师看的。他说:那姜老师看的,我就有点不太明白了。这个人一定没受过高等教育,为什么竟然不是书本知识?反过来说,这也试探了一下我们这个大学培养的人,都培养成院校派,培养成个书本医生。

我常常在临床上看门诊病人,我说我猜测你这个胆囊有点麻烦?他说你这个猜测很准,我这个胆囊它就是有点胆结石,我来看病,先不看胆结石,所以我不跟你说。病人常常自作聪明,他有什么病他不说,我问他为什么不说?他怕说了,你给他治那个,不治这个。在咱们中医看来,不要把这个病单独排列,说头疼就是个头疼,也有三焦不通的问题,所以三焦郁滞成为许多疾病的基础。大家注意,我之所以把这个病症作为一种概念来给大家介绍,就是提醒大家,在相当多的情况下,三焦经络不通,三焦郁滞成为很多现在西医诊断的病症的一个过渡基础。看见头疼就来点天麻,这个不是不可以,而是技术含量太低了。对于我们专业医生和高级医师来说,有太多的问题比这个更深入,就是注意到各种病和病之间的联系,现在看来各种病之间的关联已经成为目前临床上解决问题的一个很重要的形势。比如说反流性胃炎引起咳嗽、喘的人非常之多,在中医来说这就是三焦不通,肺胃郁闭,肺和胃都堵上了,就咳、喘、肚涨、打嗝、胃疼、肺、胃出血的情况在临床上非常普遍,甚至有好多的误诊的病例,所以要注意这个相关性的理论的治疗。

下面我再跟大家介绍几个病例,病例比较多,但时间关系,给大家讲一讲红斑狼疮的,这个是按三焦化气行水来治疗的例证。这个病人这几年控制得很好,当年是 39 岁,红斑狼疮、全身浮肿。当时这个病人是在人民医院住院,我去的时候病人是在风湿病科躺着,高度浮肿,半卧位。我看完以后,人民医院的医生说:姜老师是不是把这个病人转到你们病房去,我们各种招都用了,还是高度浮肿,看起来状况是比较恶劣。当时我分析这个病人就是三焦不利,全都是水气,咱们就来一个疏理三焦、化气行水。这个病人是属于三焦不利,又有气血亏虚的表现。当时的处方:柴胡、桂枝、熟大黄、白芍、茯苓、木香、枳壳、瓜蒌、黄芪、当归、生姜皮、阿胶珠、黄连、半夏、生白术。方中的用药是典型的化气行水,这里重要使用的就是木香和枳壳。两周以后病人的体重减少了21kg,也就是42斤水,全部通过小便排出来了,血压也正常。舌苔转红,上面起疮,我这个用黄连阿胶鸡子黄汤来治疗,病人后来就完全解决,也没有转院,到现在已经7年了,病情比较稳定。

再看一个病例,是我2001年在台湾大学讲课时候看的一个病例,是一个肝癌患者,无法手术,当时是用担架抬来,高度浮肿、腹胀。处方用:生麦芽2两、生石决明1两、茵陈4钱、山栀2钱以及白花蛇舌草、黄连、大腹皮、猪苓、木香、枳壳、赤芍。当时他们认为肝癌患者大概在1、2个月就死掉!我看了这个病人就说你要有信心,我两个月之内保证你不会发生那样的事情。当时在台湾的那些同道也问我,你看到这么一个水症,怎么开药这么平淡,就这么个方就能好啊?我说这个好不好只有事实说话,两周以后咱们再讲这个问题,现在讲了,有点太空谈,你看这个到底灵不灵,它灵了咱们再讲它为什么灵,否则我讲完了,它不灵那就白说了。大概我在那里待了两个月,看了两个月。到最后这个人是每天能走5km左右,腹水消失。当然我估计现在他有点顶不住了,后来没怎么联系。

以上这两个病例主要讲的是化气行水方面的一些医案,其实还有好多的医案,并不是有气、水方面的症状,特别是气滞和血瘀方面有着种种的症状,非常之复杂。可能在三焦郁滞的基础上,很可能有肾虚,还有脾肾虚,所以我今天和大家主要介绍的是关于三焦郁滞的一个状态的调整,希望大家能把整体观念和病症相结合,而不是按照西医的诊断,说出来一个病我们就应对个什么招,这个对于中医来说,显然是不能够满足他的,所以我们对中医的理论,要在实践中去相信它,应用它。过去我的老师董建华教授说过,搞中医基础理论的人,假如他不天天看病,研究中医理论的结果就是反对中医。董老师的这个话是以前说的,我现在体会还非常深刻。所以骂中医不科学,说中医这了那了,他不是医生,他是单单去研究那个抽象的理论了。其实中医抽象的理论,都要落实到具体的病例上,到了病例上,才知道中医理论的正确性和科学性。如果你单独就是天天研究理论,怎么样化气行水,然后再给实验室去研究,最后就会想三焦不就是一个说法吗?这样的研究有什么意思?所以董老师当年说:学中医不做临床就不信中医临床理论,我觉得董老师说这个话非常正确!

浅谈咳嗽六经辨治思路

李赛美

我作为讲《伤寒论》的老师，也是一位仲景理论的传承者和实践者，今天跟大家分享一点自己的临床心得。《伤寒论》被称为方书之祖，所以研究方药肯定离不开我们的经典《伤寒论》。在这里，我分享的是一个很普通的病，也是个最常见的病——咳嗽，讲讲怎么用六经的思维去指导治疗。

咳嗽，既是小病也是个大病。我记得有一次我的一个朋友咳嗽咳了一年多未愈，想到去找我们广州的钟南山院士。挂他的号要排一年的时间，所以他就只好等了一年。其实是什么问题呢？最后，了解到这其实是一个因高血压病吃了降压药引起的副反应，后来把药一换，咳嗽就好了。我们都记得钟南山院士在非典战疫中取得了很大的成绩，他是中华医学会的会长，那年中华医学会国际会议在广州召开时，主题就是咳嗽，当时提出了慢性咳嗽的概念，也叫综合征。看来，我们中医有一些诊断，以病的概念，或者以证候的概念来命名也有它的道理。因为现在很多疾病的病因不一定十分清楚，所以现在才有"综合征"的概念，实际上就是很多病因还在探讨之中。

说到咳嗽，好像没有谁没咳嗽过，但是实际上，咳嗽也是一个很难治的疾病，于是就有"诸病易治，咳嗽难医"这么一句话。我记得大约在1994年的时候，我们医院有位年轻的老师，他的门诊量全院排第一，其实他也不是名气特别大，但是他的门诊量最大。这个老师有什么特长？就是会看咳嗽，就看这个病。这个老师一直保持门诊量最大的纪录，到现在他的门诊量仍然非常非常大。所以说，一个咳嗽我们若能够看好，那也非常不简单了。

徐灵胎讲到"惟咳嗽之病因各殊而最难愈，治或稍误，即遗害无穷"。所以咳嗽看似简单，其实是一个棘手的病。临床上慢性咳嗽尤其多见，西医的疗效也有，但不是十分的理想，而我们中医则有自己的优势。从病因来讲，风为百病之长。从肺讲，是归属于我们的伤寒的太阳病。本来应该是手太阴肺，但是在伤寒里面，太阴病的概念仅仅限制在脾——足太阴脾，而手太阴肺的功能，则体现在太阳病中，所以说咳嗽还是与太阳有关系。《伤寒论》里不仅仅讨论外感病，现在运用更多的是在疑难杂病，还有危急重症，所以它的指导价值是全方位的。自古名医出经典，自古名医出伤寒，《伤寒论》是作为中医成才之路的一个必修或者是终身相伴的一部经典著作。

　　下面就谈谈我的一点点心得,如何将伤寒的六经理论运用到临床咳嗽的辨治。当然我们讲咳嗽重在肺气上,但也有人说,"咳嗽不止于肺","五脏六腑皆令人咳,非独肺也。"所以我们来看看在伤寒六经辨治中有什么样的相关?

　　首先讲太阳的咳嗽。太阳病作为表证,它的咳嗽有一些特点,除了符合太阳病的提纲证,"脉浮、头项强痛而恶寒"外,其实更多的是咽痒、喉咙痒。痒是风,而且它的特点是遇风加重。作为太阳病来讲,根据病人体质的不同,病邪性质的差异,在《伤寒论》里面也分得很细,比如说有表实证的麻黄汤证,也有表虚证,太阳中风证伴有喘的,如桂枝加厚朴杏子汤证。在临床上,咳嗽如果不太厉害,就祛风;汗出的不厉害,但咳嗽比较明显的,可以选三拗汤。三拗汤其实是伤寒方,麻黄汤去掉桂枝。我们一般讲三拗汤作为一个中性方,如果是夹寒的,我们加麻黄,就是麻黄汤。如果是夹热的,加石膏,就是麻杏石甘汤,这是针对邪热壅肺的咳嗽。咳嗽如果夹有湿,舌苔比较腻,我们往往选麻杏苡甘汤。在夏天,尤其长夏,像广东这样的地方,好像每个人都有湿气,所以病人经常会问,"我们吃的很清淡,哪里来的那么多湿气?"其实有时候是自然环境的影响,当然也跟我们的饮食有关。所以,一方水土养一方人,一方水土也致一方病,这个也是有道理的。

　　阳明咳嗽。阳明多是热证,它的咳嗽特点,一是正邪交争比较激烈,咳嗽声音比较高亢,而且咳得厉害,伴有面赤、额头痛,面和额头是阳明经的外候,是阳明经的循行部位。当然病人也有阳明热甚的表现,口渴、喜饮,大便是偏干的,在这里也可以考虑用白虎汤或者是承气汤。其实白虎汤和承气汤,张仲景没有说治疗咳嗽,但是我们可以举一反三。肺与大肠相表里,那么阳明的胃和肠的病变是不是也会影响到肺?我们有些病人咳嗽很久,后来一问他,大便很干结,结果把大便一通,咳嗽就好了大半,所以这是有关联的。如果夹有湿热,可以选葛根芩连汤。病人表现为咳嗽,汗出,这种汗是里热外泄。葛根芩连汤可以用来治疗糖尿病,是一首非常了不起的方子。如果是太阳阳明合病,仲景还有葛根汤,或者是麻杏甘石汤。这里所说阳明是一种病位的概念,涉及胃和肠,广义上我们讲阳明与阳明病的概念是有差别的,阳明病核心讲的是里实热证。严格说葛根汤证的咳喘,是源于太阳伤寒的。当然它也可以治疗太阳、阳明合病的下利,病因是由于外邪由表入里,内迫阳明,大肠疏泄太过引起的,也可能影响到肺,出现咳嗽的症状,那就要善于抓它的病因。在我们举办的第三届国际经方班上,黄煌教授讲葛根汤的应用是非常广泛的,除了治疗《伤寒论》中典型的方证外,更多是讲临床如何拓展运用,包括咳嗽。我们讲的抓主症,这个主症到底是什么?有专家提出来,不是仲景提纲里面所讲的那个症是主症,这个主症应该能够反映病位、病因、病机的,这种主症才是有价值的。有时候所谓的副症,就是兼夹症,说不定也是它的核心所在。像葛根汤,如果说葛根汤证,病人有咳喘、咳嗽,也伴有胃肠反应的话,可能咳嗽就会被忽略,但咳嗽是一个很重要的临床辨治中值得引起重视的合并症。

麻杏甘石汤证是太阳、阳明合病,从伤寒角度来说,它应该是一个邪热蕴肺证,是没有太阳病的,但是在临床上,如果夹有太阳病也可以用,关键是麻黄和石膏的配比。伤寒原文讲"太阳病,发汗后,不可更行桂枝汤","下利后不可更行桂枝汤",就是说明麻杏石甘汤证没有表证,但是方剂学讲它可以治疗表证。在原书中,麻杏甘石汤中麻黄石膏的配比,石膏"鸡子大",这个"鸡子大"到底是多少?你说鸡蛋有小的,有大的,像台湾的鸡蛋就很小,我们现在有些鸡蛋也很大的。有人说30克,也可能是90克,就是看看鸡蛋是怎么样子大小。而麻黄的量是3两,所以原则上石膏配麻黄应该是两个相等的剂量,这个方应该没有解表的作用,如果要解表,我们必须把麻黄的剂量加大,达到表里双解的效果。阳明咳嗽,它跟阳明有关联,但是我们在乎它咳嗽伴随的症状。

其实少阳咳嗽临床应该是最多见的,尤其多见于慢性咳嗽,病人往往正气不足。伤寒原文就讲了,"血弱气尽,腠理开,邪气因入",就是说有正气不足的一面,也感受了外邪。这个时候邪传入里,正气也相对不足,抗邪不力,所以出现拉锯的状态,缠绵难愈,而且这种咳嗽往往是阵咳,阵发性的呛咳,气一冲上来就要咳嗽。它也还伴有少阳的表现,如口苦咽干,目眩,而且最关键的是,这种咳嗽往往跟"情"字有关,所以有些人生闷气,跟你讲话讲的很急,很激动的时候,他可能就咳嗽了,这跟少阳气郁有关系,所以使用小柴胡汤,加干姜、五味子。如果太阳未解又兼病少阳就可以用柴胡桂枝汤,加厚朴杏子,也仿了桂枝加厚朴杏子汤。当然也可以用小柴胡汤、止嗽散,这也是非常好的方法。

记得我大学毕业的时候,刚刚分到医院,医院里有很多名老中医。我当时很荣幸地跟一个内科主任,他临床非常厉害。他擅长用止嗽散,我跟他学了两招。第一个,但凡支气管扩张的人,他首方肯定是止嗽散,为什么?支气管扩张其实止血是一方面,最关键是要镇咳。病人不咳后气道冲击力小了,血管就不破裂了,就不容易出血,这是他的第一个方法。第二个方法咳嗽的病人基本上都要加养阴药,大家说痰很多,你还要养阴?他有一个观点叫"增水行舟",我们只知道大便不通要增水行舟,咳嗽要不要增水行舟呢?我们临床上的感觉是有时干咳很痛苦,反而痰湿咳嗽很舒服,痰若排得很滑、很快、很多的话,咳嗽这个病也就快好了。那么怎样让他痰多、痰滑？加养阴药。所以我觉得掌握老师这两招后，好像效果蛮不错的，当时用他的方法治疗支气管扩张咯血的，效果很好，其实这个招法就是以镇咳止咳为核心，再兼顾病因、病机。止嗽散是个时方，如果与小柴胡汤搭配在一起使用，效果更好。

如果邪由少阳传到阳明，那就兼夹有阳明的表现了，而且这种咳嗽的特点是申酉时咳嗽加剧，也就是下午三五点钟的时候，此时阳明经气太旺。所以，当有些病人讲"我就在某个点咳的很厉害"，你不要忽略这个症状，可能这个症状就是给你一个非常重要的提示，你要去思考，为什么他就在那个点咳嗽。申酉时咳嗽加剧，就跟阳明有关，可以用柴胡白虎汤、大柴胡汤。大柴胡汤能够通腑泻热，也能和解少阳，所以是个非常了不起的方，使用范围也非常广，我在临床上经常用。对于咳嗽、大便不通畅的，脾气很暴烈的病人，大便一通整个人就爽了，这就是阳明咳嗽。

太阴咳嗽。太阴病里虚偏寒，病位在脾，脾的运化失职导致了寒湿内盛，所以咳嗽有个特点，就是痰多，而且痰一般是偏白。临床上这种患者是比较多见的，除了咳嗽的表现还有消化道的症状，大便有点烂，一般手脚凉，口不干、不苦、不燥。伤寒讲"口中和"，可以选理中或者四君子、六君子汤，这些都是非常好的方。有基础病，得了外感，外感引发内邪，常常夹有痰，就可以用小青龙、麻黄汤，等等。如果这种痰化热，变得比较粘稠、颜色发黄的话，可以考虑小青龙汤加石膏，小青龙汤治疗咳喘的效果很棒，如果真的有点发热，《伤寒论》里有定法加石膏。有些病可能是寒包火，咽喉变红了的，我个人喜欢用连翘，人家说为什么你不用银花？我说银花太贵了，主要是考虑到成本太高，病人负担不起，所以最好能够用连翘替代。如果是兼有少阳的情况，也可以用柴胡剂，柴胡厚朴汤、柴胡平胃散也是非常好的，兼顾了太阴，也兼顾了少阳，这是太阴咳嗽。

少阴咳嗽。少阴病是里虚寒证，少阳咳嗽的人有些是病久了，有些是这种体质的，或是年龄老了，有基础病，或者是小朋友本身阳气不足，所以往往是一有风吹草动，遇到风冷的时候，就打喷嚏流鼻涕，这个最多见于我们现在讲的过敏，如过敏性鼻炎最常见，同时他的手脚凉，大便烂，脉是沉细的。按伤寒有汗、无汗来分，如果是无汗的，用麻黄附子细辛汤，如果是有汗的，我们可以选桂枝加附子汤，还可以加上杏仁、厚朴，那就是桂枝加厚朴杏子汤再加附子，用附子来温肾阳，护卫阳。

厥阴咳嗽。厥阴病的特点是易寒，易热，易虚、易实，往往寒热错杂，虚实夹杂,如临床上见到那些复杂的病症,有很多人就把他归结在厥阴病,或者是少阳。当然厥阴和少阳是表里关系,它们有偏表偏里、偏虚偏实的差别,但是共性都是寒热虚实错杂。厥阴病病人的特点除了有咳喘的症状以外,还有热的一面,和寒的一面,寒热错杂。麻黄升麻汤证,病人有手足厥逆,有下利,但是也有咳吐脓血,《伤寒论》最大的汤方就是麻黄升麻汤,十四味药。我的理解是这样:麻黄、升麻两味药能升阳解郁、解毒;有白虎汤中的石膏、知母;有黄芩清肺热;有苓桂术甘汤加干姜来散寒,同时还有天冬、当归来活血。上热是在肺胃,中寒是在脾,综合起来,能够顾及上热、中寒,病人脾胃不好,又咳吐脓血,痰是黄稠的,临床上我们经常用此方来治疗一些比较复杂的咳嗽病症。乌梅丸也是不错的方,乌梅有收敛的作用,对久咳、邪气不太甚的病症有很好的疗效。

把《伤寒论》的少阳病的柴胡桂枝干姜汤归入到厥阴,就是因为寒热错杂,虚实夹杂的特性。

以上是讲的《伤寒论》的六经咳嗽辨治。当然我们说临床最典型,以及重点所在,可能还是多以太阳病为主,但通过重温六经辨治,也了解到咳嗽其实不是那么简单,五脏六腑都可能相关。我们在治疗咳嗽时,结合病机,采取六经辨治,应用《伤寒论》的理法方药来解决问题。为大家提供了一种新思路与方法。下面跟大家分享几个案例:

第一个案例:1型糖尿病,小朋友有胸水,阴囊水肿,肝肾损伤。为什么要讲这个案例呢? 因为大家知道我们现在在医院病房里面,基本上是中西医结合,这个是没的改的,因为病人来治病病情可能比较复杂,再加上病情也是很重的,所以原则上我们都要中西医结合考虑。但是这个案例除了打胰岛素,基本上是纯中药治疗的,为什么? 因为他的家属,强调不用西药,有了他家属的坚决的要求,给了我们这种自信,我们才用纯粹的中医辨治方法来治疗,大家来看看病情是怎么演变的。这个小朋友七岁多,很瘦小,当时小朋友被他爸爸抱着,我还以为是四五岁,后来家长说小朋友七岁,已上小学了。小朋友老是口渴,不停的喝水、喝粥,他是潮汕人。他是1型糖尿病,七岁多才16.5kg,真的很瘦很瘦,1.1米的身高,体重指数就没得讲了,是极度消瘦。这个小朋友是因为一个月前,不太知道什么原因,就出现我们讲的"多饮、多食、多尿、消瘦",夜尿每晚都要两三次。他当时被查的血糖是12点多,家属是非常反对用西药的,所以找了中医看,症状是有改善,但是半个月后又出现非常疲乏,体重还在继续的下降,后来查血糖14点多,最后到我们医院来治疗。小朋友是1型糖尿病,肯定要打胰岛素了,但家属就是坚决不同意。众所周知,中医西医都可以降糖,但是我们要认同的是哪个疗效好,就用哪个方法。1 型糖尿病我觉得是一定要打胰岛素,胰岛素不是说为西医准备的,其实我们中医可以用,我觉得对病人的健康负责是最重要的。所以我跟病人讲一定要用,病人说坚决不同意,我说你如果坚持这样,那我就不给你看了,因为如果这样做有生命危险。正是由于胰岛素的发明,我们 1 型糖尿病才可以说解除了后顾之忧。尤其我们有些基层的中医医生,可能跟病人讲,你可以不用,甚至有些病人是打了胰岛素,要病人停掉。这是不可以的,我说这是原则问题,这个底线不能跨,我们做专科医生的一定跟病人讲清楚。后来多次劝说,他家属才勉强说,先打一个月(胰岛素)看看。就这样小朋友收住院了。

小朋友住院以后,体检颈部有一个淋巴结肿大,腹部有点膨隆,静脉曲张,有点压痛,肝脏摸不太清楚。舌稍红,苔白腻,血糖 25 点多,酮体很高,尿糖 3 +,尿酮体 2 +,所以马上用胰岛素降糖,再加一点中药。我开的方,首先是白虎加参汤合生脉散,开了三剂药,并加了藿香、茯苓。为什么?因为广东湿气特别重。第二诊,这个小孩子精神变好一些,疼痛缓解,但是肚子不舒服,睡眠不好,大便没有,小便多,舌由原来的稍红变成淡红,舌苔薄白,脉细弱。这个小朋友入院后不是待他所有检查做完,才用药,而是边检查、边治疗,所以他的化验单是逐渐出来的。后来看检查结果,肝脏有损害,转氨酶,白蛋白低,甲状腺功能偏低,有点甲减,糖化血红蛋白 14.4%。复查酮体有改善,血糖空腹 12 点多,餐后半小时 17 点多,餐后 1 小时 21 点多,餐后 2 小时 23 点多,餐后三小时 22 点多,非常高。胰岛素从半小时以后,基本上是很低的。我们正常一个小时以后胰岛素要升高到原来的 5 到 10 倍,但他大概是一条平线。二诊的方变了,因为舌质也变淡了,腹部有点不舒服,改用健脾和胃的方法,用四君子汤,也是很简单的方。第三诊,他的腹胀、汗多症状都明显改善,睡眠也变好了,然而空腹血糖三点多,出现低血糖反应了。肺部的检查,胸片少量的胸腔积液,慢慢出现肺部的问题,所以基本上还是用了健脾为主的方。四诊症状变化得比较快,还是继续有低血糖反应。肝脏有点大,阴囊有水肿,有抽痛,因为反复低血糖,我们就把胰岛素的量减少,后来发现肺门有阴影,没有查他其他的相关指标,我们也请了相关的消化科、呼吸科医生会诊,消化科会诊是因为肝脏有问题,转氨酶高;呼吸科会诊是因为肺部阴影,胸腔有积液。后来我们有些医生就说,怎么回事?这个小朋友越治病越多,甚至怀疑小朋友有没有肿瘤。因为他淋巴结肿大,肺部有阴影。我们还是强调健脾补气,水肿还是有的,低血糖还时常有出现,我们将胰岛素再进一步的减量,把中效的胰岛素停掉,只使用了短效的,因为小朋友年龄小,体重也很轻,葶苈子的量也减少了,继续用这个药方。

第六诊,患儿症状消失,血糖虽然在一个高位,但问题不大,打胰岛素,血糖波动是非常常见的,但是临床首先有一个原则,尽量不要低血糖,高血糖问题不大,因为他在坚持治疗。阴囊的水肿消掉了,然后我用了四君子合四逆散。这个小朋友到七诊的时候,他转氨酶有反弹,但是其他的检测结果都还好,肺部照片没问题了,阴影不见了,胸腔积液也没有了。到了第八诊,这个小朋友上颚掉了一颗尖牙,十分疼痛,所以一下子血糖也上来了,我在这个方里面加了石膏。因为他肝脏有点不好,消化科建议用古拉定,但病人用了一次以后就出现输液反应,出现了发热、寒战,最后就把这个药撤掉了,改用小柴胡汤,我是晚上跑去病房给患儿开药的。小朋友的爸爸晚上及时熬好药,并当晚就给孩子喝了,随后他烧也退了。十一诊,疼痛也缓解了。第十二诊,小朋友所有症状、体征及化验结果全部恢复正常,而且体重也增加了一些。这个小朋友还在陆续的找我看,效果非常好,而且胰岛素用非常小的量,一天大概只有用几个单位,人长高了,也长胖了。

这个案例,看起来可能不太起眼,但因为这个小朋友除用了胰岛素外,基本上是纯中药治疗的,而且病症很复杂。我概括了病案几个特点,第一个特点就是低龄发病,病症复杂,变化非常的快。1型糖尿病,合并酮症酸中毒,有胸水,有肺部感染,肝大,肝损害,阴囊水肿、血钾偏低,白细胞低,白蛋白低,而且两次发烧。

第二个特点就是家长拒绝西药,强烈要求中药治疗。因为小朋友一个月前发现糖尿病拒绝西药,所以用中药治疗,症状是有改善,但是血糖还是高,但还是拒绝用胰岛素,最后经过了劝说才同意短期使用,实际上是现在一直还在用。他的爷爷还在说:什么时候能把胰岛素停掉?我说有希望,最近就有人讲到,发现了细胞囊泡的通道,调控机制,可能对以后的肿瘤、还有糖尿病根治带来希望,讲到了这个机理,应该是很可取的,但是现在不行。

第三个特点就是坚持中医整体辨治。这个小朋友检查时发现了多器官受损,而中医从宏观、从整体来辨证,抓住他的病机、病位,坚守六经辨证这种思路固本驱邪。其实这个小朋友症状变化这么多,按六经分析,都在三阳,反映了邪实正气尚能与邪抗争,所以我们除了固护他的脾胃,守住中焦,用了发汗的、开表的、渗下的、利水的、和解的药,还有清泻的,方中我加了石膏,甚至后来石膏一直都有,使邪有出路。所以发挥中医动态、个体化的治疗优势,多病同治,一方面能够兼顾到全局,另一方面可愈多病。

后来我做了一点点总结。第一点就是要善于用经方,重要是六经的辨治。这个小朋友首先是典型的消渴,渴欲饮水,气津损伤的同时有热,用了白虎加参汤,症状是有改善,但是伤了他的脾胃,方药应该还是比较偏凉,他后面又出现尿少腹胀、阴囊水肿、胸腔疾病,水停太阳膀胱,逆而上行,影响肺胃出现水痞,肺气不利,所以我用了五苓散、葶苈大枣泻肺汤,还用了四逆散。用四逆散的意思在于情志问题,不要以为小朋友没有情志问题,这个小朋友看上去很瘦弱,他原来当班长,因为突然瘦得这么厉害,老师说,"你太累了是不是? 班长让别人做吧"。他就躲在班级外面哭,很伤心,其实他心里很好强。所以他的爷爷跟我讲,这个小朋友从来没住过院,您一定要跟他沟通,因为他不知道得了什么病,也不知道以后会怎么样,你要跟他好好地说清楚,不要给他太大的压力。我真的是花了时间去跟他解释,看来他都明白了。后来又因为受了凉,刚刚好一点,外出散步时吹了风,还有换牙齿,再加上输液反应,出现寒战、高热跟少阳有关,用小柴胡加桂枝、加石膏等等,所以说最后用到竹叶石膏汤合六君子,总的来说治疗是在三阳收功。

第二点就是虚实,急则治标。病症很急,哪个方面最要紧的,我们就从哪个角度重点考虑,虚证是很肯定的,但是这个小朋友有水湿、痰饮、瘀血、气郁,还夹有风寒,所以我们肯定要多方考虑。

第三点就是脏器清灵,脾常不足。这个小朋友非常典型,而且刚才讲了小朋友的情志问题,其实心理负担很重,非常的恐惧、紧张。我用了四逆散与四君子合方,再加上心理的疏导,他本身肝有问题,肝大,转氨酶也高,也说明病位与肝有关,所以双管齐下。应该说要一直坚守"脾常不足"这个基本的原则。

第四点是中西医结合。治疗 1 型糖尿病,胰岛素是不二之选,没得讲的,一定要用的,但是胰岛素的量要慢慢地调整。这个小朋友到后来就用的非常少了,而且他年龄小,身体很弱,体重也轻,再加上肝脏本身有损害,所以原则上是越少越好,这是个基本原则。"不药为上"是我们中医追求的最高境界,我们绝对不是卖药的,最希望的方法是食疗法,或者是其他的综合治疗。

下面这个案例是临床最常见的一种证型,就是我们讲的由表而内的痰热咳嗽。这个病人长的很高大,男性,35 岁,因为受寒,反复咳嗽,咯痰一周。这个病人也是从来不用西药,他一家人都找我看过病,他家里有一个特点就是不用西药。他有发烧,痰黄绿色,黏稠,又有怕冷,咽痛,口苦,喜热饮,一个那么大的男子汉,痰是很稠、很热。他说"我这两年体质差,反复感冒"。看他的时候,舌淡苔白,脉数无力。我当时处方用桂枝汤打底,其实桂枝汤和银翘散的合方,是我的最爱。我是温病专业出身,硕士、博士都是读温病专业,但我教《伤寒论》,当伤寒教研室的主任从 1997 年到现在,已当了十几年了。现在我主张的是寒温融合,伤寒是温病的祖师爷,它们不是对抗,而是一脉相承的。温病学家是非常崇拜仲景的,大家从吴鞠通的《温病条辨》就可以发现,从写作的格式就可以了解,《温病条辨》的第一方不是银翘散,而是桂枝汤。其实在临床上,我们很多病人咽喉疼痛、咽喉红肿,多是寒包火,所以用伤寒的方开表,然后用温病的方清里,我用桂枝汤合银翘散,这是我常用的合方。

这个病人服药 3 剂以后,痰多了,痰稠、痰黄,但咽痛消除了,仍有点发烧,汗还是比较多。之后他就慢慢转热了,舌苔黄厚,脉浮滑,改用什么方?苇茎汤方作底方,加莱菔子、白芥子、紫苏子,化痰降浊。到了第三诊病人就轻松了,感觉到精神明显的好转,只是晨起有一点点黄痰,但是到了午后痰就变清稀,大便有点烂了,脾虚的症状慢慢出来了,所以最后扫尾还是用六君子。为什么写这个案例呢?这案例的病人跟我讲,他说他咳得快要死了,我说有那么严重吗?我说你咳嗽是好事情,邪有出路,就是排出来你陈年在体内留下的垃圾。他说:是的,咳完以后人就觉得好轻松。这个病人没有吃西药。这样的案例还是蛮多的,他证候的演变和表现是一个非常典型的"寒包火",从太阳病、阳明病,再最后走向太阴病,这是三步曲。因为他年纪比较轻,体质相对还比较好,过程很典型。我就是这样一个思路:祛邪重外散外透,因势利导,不要见咳止咳,有些病人一咳嗽就吃止咳药,当时是好了,但病程可能拖很长,因为闭门留寇了。

第三个案例,病人咳嗽咳了七个月,是慢性咳嗽。他是今年 5 月份来看,去年 10 月份受凉感冒,痰白,但是没有医治好,中药西药都吃过了。他来找我看时,就是白天、晚上都在咳,咽痒,有痰,痰白,不粘,但是他的口水比较多,也有口苦,肢体欠温,而且皮肤还有瘙痒,失眠,大便干。他有过敏的情况,有鼻炎,容易感冒,皮肤瘙痒 1 年余,还有结肠炎病史。我个人认为,咳嗽跟他的过敏体质有关,所有的这些病症,包括结肠炎都与过敏体质有关。他的舌红苔薄白,脉细弦偏紧,咽喉是红的,抽烟喝酒,但是戒酒两年了。我用的什么方呢?柴胡剂,因为时间拖久了,前面讲到往往慢性咳嗽时间比较长,我就用小柴胡汤。这里还用了一个方,就是温病的升降散,从肺胃、大肠,太阳、阳明一起调。升降散中有僵蚕、蝉蜕、姜黄,本来还有大黄,我没有用大黄,我用的虎杖。因为大黄有时候用了导致腹痛腹泻,而虎杖能通大便但不引起腹痛。还有一个药——制竹蜂,这个方奉献给大家,效果太好了,你们可以去试,真的很多病人用这个方效果非常好。尤其咳久了,咽喉有像葡萄一样的晶莹剔透的淋巴滤泡,亮亮的那种,用了制竹蜂就可以消掉,效果真的非常好。服前方后,咽痒、咳嗽,连皮肤痒都消失了,然后再用六君子调理。病人如果有大便不通,通大便很重要。我在临床上观察有一些肺部感染、肺炎、慢性肺部疾病的病人,发现一个规律,如果大便烂、腹泻的病人,肺部炎症吸收得比较快。有一次我收一个病人住院,这个病人是吃素的,很瘦,发高烧,后来我去查房,这个病人诉腹泻、水泻,泻的很厉害,查不到什么原因,大概一个星期以后就出院了。腹泻消失以后,肺部的炎症也消失得非常快,让我十分的惊讶。在临床时间长了以后,慢慢去体悟发现,邪有出路,不从上走,就从下走。当然你去止泻,辨治也没问题,但是要知道腹泻也是一种驱邪的表现。他如果大便不通,你就要想到大便通畅对他多么的重要。所以辨治抓住这种湿热、气郁的体质,夹有风、火、痰、瘀,用小柴胡汤合升降散,可以扶正驱邪,调畅气机。

我虽然搞内分泌(专业),但小朋友看得也比较多。当然,如果疾病很特别,我会推荐我们儿科的专家看。第四个案例,这个小朋友说来话长,他的奶奶、妈妈都是我的病人,他的妈妈什么病呢?焦虑症,因为生了两个女孩,家里一直希望有个男孩,这是一个压力。他的奶奶就带着他的媳妇来找我看,后来效果不错,调的很好,怀孕了,而且还生了一个胖儿子。就诊时,这个孩子八个月,平时身体不好,反复地咳喘,总是住院,在我们那边看西医。2个多月的时候,因为感冒发烧,用了很多抗生素,最后用了很大量的抗生素,花了近一万块钱。后来她婆婆说找李教授看看,就带着来找我了。这个小朋友来的时候喘得蛮厉害的,汗也多,流清鼻涕,身上有点红疹,大便次数有点多,偏稀烂的,尿黄,不欲饮,时时还在打喷嚏。舌尖红,苔白腻,他的指纹是淡紫,达气关,里面有热。我用的什么方呢?小青龙汤,但是他的量大家看看,我除了党参用了5克,健脾的药用的多一点,其他基本上是1~3克,麻黄1克,细辛1克,加一些消食的药,开了三剂。第一剂药喝下去,喘就平了。他家长看西医花了一万块钱,到我这里的三剂中药不足十块钱。这个小朋友现在恢复得特别好了,然后就在门外做宣传,帮我做广告,说这个太行了,他说我没见过这么好的效果。其实我们在座的各位搞临床的都有这么好的疗效,这就是中医的优势。一般来讲,在西医院如果用了很多抗生素而效果不好的,临床多是寒证。我认为抗生素就是一个寒凉之品,病人会多寒多虚,所以温阳扶正驱邪。但是,应小量短时用药,见好就收,不要长期给药,最后还是护好脾胃为本。

第五个案例是妊娠高热咳嗽。这个患者是我们新会中医院的一个耳鼻喉的西医大夫。那一年正好春节,我回老家。春节那天她打电话给我,说发烧,西医不敢开药,中医也不敢开。她就打电话说请我开方。我开了方以后,第二天打电话说没效,还在发烧。后来才知道因为她的爸爸去拿药,她爸爸觉得我的药太辛散了,就没有放生姜,但我开的方子是有的,因为我辨证认为还是中风表虚,于是就嘱咐她又按我开的原方去抓药,结果第二天就好了,热退下来了。我当时用的是经方,就是一个柴胡剂,柴胡桂枝汤、葛根汤、小柴胡汤做底方,麻黄一直在里面。当时发烧38.9℃,后来38.2℃,然后36.8℃。这个案例就是"有故无殒,亦无殒也",要根据临床来辨证的,遵伤寒方,谨守病机,顾护胎气。

接下来讲一个产后咳嗽两年的案例。这个女病人剖腹产一百天后不慎受寒,然后咽痒咳嗽,不能平卧,诊断为上呼吸道感染。用过很多很多的药,消炎的、化痰的,症状稍缓解一点,但一遇风寒就又来了,持续咳嗽了2年,她自己都没信心治疗了。当时根据她症状的特点,我用的是柴胡桂枝汤做底方,加了栀子豉汤、桔梗汤合在一起。桔梗汤是《伤寒论》治疗咽痛的方子,用了以后咳嗽是有改善,但还是有痰,痰比较难咳出来,所以我在这个方基础上加了升降散、桃仁、薏仁。我是非常喜欢桃仁,一是可通便,再一个活血化瘀,咳嗽跟痰有关系,咳嗽跟瘀血也有关系。我记得有一次我的徒弟讲,他原来见过一个老中医很厉害,专看咳嗽,但这个老中医有一个特点,所有的方里面都要加当归,《本草经》说"当归治久咳",咳嗽咳久了加当归。痰是什么化的?气血化的,津血化的。痰湿形成,气血津液运化受到阻碍,加上当归有活血的作用,也可以养血。治疗期间,病人来了月经,就调整处方,用桂枝新加汤做底方。这个病人除了咳嗽,还有点小便刺痛,就用了桂枝汤加了一点车前草,清利膀胱湿热。后来咳嗽大大减轻,而且是以晚上咳为主了,这个时候又慢慢加上运脾的药,加了干姜、麦冬,阴阳双补。这个病人前后吃了21剂药,咳嗽基本消除,最关键的是她的咽喉充血全部消除。连增生的淋巴滤泡都消失了,原来淋巴滤泡是一串串的,像葡萄样的。我们在这里只讲了六经辨证的方面,其实咳嗽远远不止这些方法,只是举一些案例,所以我们把仲景方学好以后,大病找伤寒,怪病找伤寒,搞不定的病你都可以从《伤寒论》里找答案。

52检